GUIDE

THÉORIQUE ET PRATIQUE

DE

L'INFIRMIER

DU BRANCARDIER ET DE L'AMBULANCIER

SUR LE CHAMP DE BATAILLE

PAR

le Dr HUGUENARD

MÉDECIN AIDE-MAJOR DE 1re CLASSE, ATTACHÉ A LA PLACE DE PARIS

PARIS

LIBRAIRIE MILITAIRE DE J. DUMAINE

LIBRAIRE-ÉDITEUR

L. BAUDOIN & Ce, Successeurs

30, RUE ET PASSAGE DAUPHINE, 30.

1881

GUIDE

THÉORIQUE ET PRATIQUE

DE

L'INFIRMIER

DU BRANCARDIER ET DE L'AMBULANCIER

SUR LE CHAMP DE BATAILLE

PAR

le Dr HUGUENARD

MÉDECIN AIDE-MAJOR DE 1re CLASSE, ATTACHÉ A LA PLACE DE PARIS

PARIS

LIBRAIRIE MILITAIRE DE J. DUMAINE

LIBRAIRE-ÉDITEUR

L. BAUDOIN & Ce, Successeurs

30, RUE ET PASSAGE DAUPHINE, 30.

1881

Paris.—Imprimerie Baudoin et Ce, rue Christine, 2.

INTRODUCTION

Prétendre former des infirmiers, des brancardiers et des ambulanciers par la simple lecture de cet ouvrage serait certes une présomption. Aussi tel n'est pas le but du Guide théorique et pratique. *Le Guide théorique et pratique* se propose d'être l'auxiliaire et le complément des conférences faites par les médecins appelés à instruire des infirmiers et des brancardiers. Ces derniers, ayant assisté à la démonstration des principaux pansements et connaissant la manière d'appliquer les appareils provisoires, de relever les blessés avec méthode, etc., pourront consulter avec fruit ce livre qui servira aux uns d'aide-mémoire et permettra aux autres de compléter les connaissances qu'ils ont déjà acquises.

GUIDE

THÉORIQUE ET PRATIQUE

DE L'INFIRMIER

DU BRANCARDIER ET DE L'AMBULANCIER

SUR LE CHAMP DE BATAILLE

CHAPITRE Ier

Considérations générales sur la recherche et l'enlèvement des blessés sur le champ de bataille.

DE LA RECHERCHE ET DE L'ENLÈVEMENT DES BLESSÉS.

Un soldat tombe frappé d'une balle, d'un éclat d'obus ou d'un coup de sabre.

S'il est atteint de lésions très légères, il retourne à son corps qu'il suit jusqu'à ce qu'il puisse reprendre les armes.

S'il est atteint de blessures plus sérieuses, quoique encore légères, il gagne à pied l'ambulance ou le poste de secours où il va se faire panser.

Si au contraire le blessé se trouve, par suite de lésions très graves, dans l'impossibilité de marcher, il sera relevé, écarté loin de la mêlée où il pourrait être foulé aux pieds des hommes et des chevaux ou écrasé sous les roues des caissons, et transporté le plus loin possible de l'action.

Là se fera le premier pansement, ou tout au moins un pansement provisoire pour ne pas aggraver sa situation ; mais en tout cas le blessé devra être conduit le plus tôt possible à l'ambulance.

Les médecins militaires sont unanimes à reconnaître que le mode de transport a une influence considérable sur l'aggravation de certaines blessures; que, par exemple, une fracture simple au début peut, si le malade est cahoté, dans le cas surtout où le trajet à parcourir est long, se transformer en une fracture compliquée. Souvent alors l'amputation devient indispensable et l'on sait combien peu d'amputés dans ces conditions survivent. Outre que les voitures d'ambulance sont généralement aménagées d'une façon défectueuse, les secousses y sont fortement ressenties par les blessés; puis, et c'est là un fait important, après une grande bataille, elles ne sont jamais en nombre suffisant.

Il faut avec beaucoup de courage et de dévouement rechercher les blessés sur le champ de bataille pendant l'action. Il faut aussi, le combat terminé, recommencer la visite du champ de bataille, et cela à plusieurs reprises, car tel homme considéré comme un cadavre peut plusieurs heures après donner des signes de vie et échapper à la mort. Là où sont accumulés un grand nombres de tués, on retrouve presque toujours sous les cadavres des hommes qui respirent encore.

Enfin il faut fouiller avec soin les fossés, les bois, les bouquets d'arbres, les blés, les avoines, les hautes herbes, les vignes, les masures, les ruines, en un mot tous les lieux pouvant offrir aux blessés un abri protecteur; il faut poursuivre cette recherche dans un rayon assez étendu, car on voit des hommes atteints d'une blessure grave parcourir des espaces considérables, animés qu'ils sont par l'excitation morale, par la terreur, par le désir de se soustraire à toute nouvelle cause de mort.

C'est pour remédier à ces lacunes et venir en aide à nos blessés, autant que faire se peut, que la circulaire ministérielle du 25 novembre 1879, rédigée sous l'inspiration du Conseil de santé des armées, a créé des brancardiers dans les régiments. La nécessité de cette création se faisait vivement sentir, car il est besoin d'une certaine habitude pour remuer un blessé, pour l'enlever et le déposer sur un caisson, un cacolet ou un brancard; c'est moins par la force que par l'adresse qu'on y réussit, et celle-ci ne s'acquiert que par des exercices. Si le blessé est relevé par des hommes non exercés qui ne sauront pas soutenir en même temps le membre brisé et qui agiront confusément, s'il est jeté brusquement sur le brancard, au lieu d'être déposé avec douceur, quelles secousses, quelles douleurs pour le patient ! On ne saurait donc trop se pénétrer de cette idée, que relever un blessé sur le champ de bataille est une chose difficile et qui exige certaines connaissances. Si le malade est affecté d'une fracture grave, il faut que le membre soit contenu dans un appareil, tant simple soit-il, avant que le blessé ne soit transporté.

S'agit-il d'une hémorrhagie provenant de la lésion d'un vaisseau important, si on n'arrête pas immédiatement l'écoulement du sang, à quoi bon transporter le blessé ? A l'arrivée à l'ambulance ou au poste de secours ce ne sera plus qu'un cadavre, ou bien, quand la perte de sang n'amène pas la mort, il en résulte un affaiblissement qui ne permet pas au blessé de supporter les accidents consécutifs.

CRÉATION, RÔLE ET CHOIX DES BRANCARDIERS.

Ces considérations générales, relatives à ce qui se passe sur les champs de bataille, indiquent combien se faisait sentir la nécessité de créer des brancardiers dans les régiments. Déjà, en 1874, M. Morache disait dans son *Hygiène militaire :* « Nous estimons que les régiments devraient à l'avenir posséder des brancardiers à raison de 4 pour 100 au moins de l'effectif ». Le même auteur ajoute que ces brancardiers ne peuvent faire convenablement leur service spécial en campagne qu'après quelques études sous la direction des médecins de régiment. C'est pour répondre à ce *desideratum* que la circulaire ministérielle du 25 novembre 1879 invita les médecins des corps à faire des conférences aux hommes désignés comme brancardiers.

Les brancardiers sont destinés à seconder les médecins et les infirmiers en transportant les blessés au poste de secours ou à l'ambulance ; ils peuvent même être appelés à donner les premiers soins aux blessés et à leur permettre, par des pansements provisoires, d'attendre les secours plus efficaces des médecins des corps ou des ambulances. Le poste de secours où se tiennent les médecins et les infirmiers doit être installé à l'abri du feu de l'ennemi, sans toutefois être placé trop loin du champ de bataille pour que les brancardiers puissent ramasser et transporter les blessés le plus rapidement possible.

On doit prendre de préférence comme brancardiers les hommes qui rendent le moins de services comme combattants. Dans les régiments on choisira les musiciens et au besoin les ouvriers cordonniers, tailleurs, etc. Dans un bataillon isolé et n'ayant pas de musique, on désignera pour ce rôle les cordonniers, les tailleurs, et même des hommes pris dans les compagnies.

Il a été distribué quatre brancards par bataillon : or, deux hommes sont nécessaires pour porter un brancard et former une équipe. A ces huit hommes réglementaires (deux par compagnie) il est bon d'en ajouter deux autres pour remplacer ceux qui tomberaient malades ou seraient blessés. Ces dix hommes par bataillon seront aidés et guidés au besoin par l'infirmier porte-sac d'ambulance et un infirmier auxiliaire alternant avec lui pour le service de l'infirmerie. Ces douze soldats, exercés au service de brancardiers, seront suffisants pour secourir les blessés d'un bataillon. Deux d'entre eux, les plus instruits, seront nommés caporaux brancardiers et dirigeront la manœuvre quand plusieurs équipes seront obligées de se réunir pour charger sur le brancard ou transporter certains blessés par trop mutilés.

Si le chef de corps prend les brancardiers parmi les hommes des compagnies, il devra choisir de préférence ceux qui par leur profession sont appelés à rendre le plus de services (élèves en médecine ou en pharmacie, herboristes, garçons de pharmacie ou d'amphithéâtre, etc.). Il faut autant que possible, dans l'intérêt des blessés, désigner comme brancardiers des hommes de bonne volonté, qui montreront plus d'humanité dans leur mission.

Comme aptitudes physiques, il faut exiger des brancardiers de la vigueur et surtout de l'adresse.

CHAPITRE II

De la mort.

Les services rendus par des brancardiers bien instruits sont considérables : il est donc de toute nécessité que les hommes employés à remplir ces fonctions ne perdent pas un temps précieux et puissent s'assurer de suite s'ils ont sous leurs yeux un blessé ayant perdu connaissance à la suite d'un traumatisme grave ou d'une grande perte de sang ou un sujet ne donnant plus aucun signe de vie. Pour cela, il faut de tout brancardier exiger qu'il sache ce qu'on entend par mort réelle et par signes certains ou incertains de la mort.

1° SIGNES INCERTAINS DE LA MORT.

Parmi les signes incertains de la mort, le brancardier, quel qu'il soit, peut lui-même constater les suivants :

1° *La perte de connaissance.* — Ce signe appartient à des états bien différents et en particulier à la mort apparente. Il ne peut suffire à caractériser la mort réelle.

2° L'*insensibilité au toucher*. — En pinçant le corps du sujet, il ne manifeste aucune apparence de sensibilité. Ce signe est loin de pouvoir donner une certitude absolue, puisqu'on l'observe dans l'apoplexie, l'épilepsie, l'asphyxie, etc. On peut en dire autant de la disparition des sensibilités spéciales (odorat, goût, ouïe, vue). Chacun sait combien l'œil est sensible et avec quelle vivacité il témoigne cette sensibilité à l'approche d'une lumière trop vive ou au contact d'un corps étranger, du doigt, par exemple. L'insensibilité au toucher existe dans les différentes maladies que j'ai nommées, cependant je crois que ce signe peut être utile au brancardier ou à l'ambulancier en raison surtout de sa simplicité.

3° *Toile glaireuse de la cornée.* — J'en dirai autant de la toile glaireuse de la cornée, du milieu de l'œil. Ce voile peut se produire pendant la vie (choléra, agonie de la fièvre typhoïde, de la méningite). S'il s'agit d'une maladie chronique ce ne peut être un signe certain, mais dans le cas de mort rapide, comme la mort sur le champ de bataille, c'est un excellent caractère.

4° *Absence de respiration.* — Ce n'est pas non plus une preuve certaine de la cessation de la vie. La respiration disparaît le plus souvent avant la circulation et manque dans la mort apparente.

C'est un signe facile à constater, aussi faut-il savoir le reconnaître.

Le brancardier examinera si les deux temps de la respiration (inspiration et expiration) s'exécutent, si les parois de la poitrine se soulèvent à certains intervalles. Il appliquera l'oreille sur le thorax et écoutera le bruit produit par la respiration. S'il a une glace à sa disposition, il l'approchera de la bouche du blessé et il verra s'il se forme un dépôt de vapeur, un nuage sur son miroir.

5° *Absence du pouls.* — Il en est de même de l'absence du pouls. C'est le signe le plus incertain que l'on puisse trouver. On l'observe et dans la mort apparente et dans l'agonie, alors que les battements du cœur sont perceptibles.

Cependant il faut dire que sur le champ de bataille ces deux derniers signes sont d'une grande utilité en raison de la facilité avec laquelle tout individu peut les constater.

2° SIGNES CERTAINS DE LA MORT.

Parmi les signes certains de la mort je n'invoquerai que les suivants :

1° L'*aspect général.* — Pour donner une idée de l'aspect général et de la physionomie d'un mort sur le lieu du combat, on peut emprunter à Dujardin-Beaumetz et à Évrard la description suivante de la figure d'un supplicié cinq minutes après l'exécution : « Face exsangue, d'une couleur jaune terne uniforme, mâchoire inférieure abaissée, bouche ouverte ; visage immobile, expression de la stupeur, non de la souffrance, yeux bien ouverts, fixes, regardant droit devant eux ; pupille dilatée, cornée commençant à perdre sa transparence. » La vue d'ensemble de pareils signes auxquels il faut ajouter, quand la mort date déjà de plusieurs heures, l'excavation des tempes, la pulvérulence des narines et des cils et, en outre, l'attitude du corps, le froid général et caractéristique, ne peut laisser de doute à personne sur l'état de la mort réelle.

2° *Lividités cadavériques.*—Ce sont des phénomènes d'arrêt du sang (hypostase) qui commencent en général à apparaître vers la cinquième heure après la mort pour atteindre leur maximum au bout de 12 à 15 heures. Ces lividités consistent en plaques rouges, violacées ou blanchâtres, se formant sur les parties déclives du corps : dos, reins, fesses, membres inférieurs. La pression des objets sur lesquels repose le cadavre produit une tache d'un blanc mat au milieu de la plaque violacée. Les lividités cadavériques sont un signe constant qui a une valeur absolue dans les morts subites.

3° *Affaissement du globe de l'œil.* — Ce phénomène qui se produit au moment même de la mort est bientôt suivi d'un véritable ramollissement du globe de l'œil.

4° *Battements du cœur.* — Tout le monde sait qu'en appliquant l'oreille sur la région du cœur on perçoit un choc plus ou moins fort. Il faut que le brancardier sache reconnaître la présence ou l'absence de ce signe et il arrivera facilement, après quelques examens sur ses camarades, à percevoir les battements du cœur à sa pointe et dans toute son étendue. Il est bon de lui dire que la pointe du cœur bat habituellement entre la quatrième et la cinquième côte, et de lui apprendre à reconnaître avec la main, à palper en un mot, l'endroit où le choc du cœur se produit avec le plus d'intensité.

5° *Rigidité cadavérique.* — Si le combat a duré longtemps, si les blessés n'ont pu être ramassés que fort tard et six heures au moins après les premiers coups de feu, les muscles se sont durcis et le corps des morts est devenu assez raide pour qu'on puisse le soulever tout d'une pièce. Ce phénomène porte le nom de *rigidité cadavérique.* Elle commence en général six à douze heures après la mort, quelquefois même trois ou quatre heures, pour disparaître au bout de 36 à 48 heures. Cette rigidité du cadavre commence par la mâchoire inférieure, puis gagne la nuque, la face, le tronc et les membres.

6° *Putréfaction.* — Il va sans dire que si les morts sont ramassés longtemps après la bataille, il se manifeste sur les cadavres un commencement de putréfaction. Les caractères de ce signe absolument certain sont bien connus : il suffit de rappeler le changement de coloration de la peau et surtout la couleur verdâtre de l'abdomen, le ramollissement des tissus, la production de gaz abondants à l'intérieur des cavités naturelles et le développement progressif de l'odeur cadavérique. De tous ces signes de putréfaction le plus frappant est la teinte verte du ventre, il indique que la mort peut déjà remonter en moyenne à 40 ou 60 heures et même bien avant sous diverses influences atmosphériques telles que la chaleur, les temps orageux, etc.

Tels sont les caractères de la mort que tout brancardier ou infirmier a intérêt à bien connaître. Les autres signes nous entraîneraient trop loin et sortiraient du cadre de cet ouvrage. Ce qu'il importe c'est que le premier venu puisse reconnaître la mort réelle et pour cela il constatera toujours aisément la perte de connaissance, l'insensibilité au toucher, la toile glaireuse, terne de la cornée, l'affaissement du globe de l'œil, l'absence de la respiration, l'absence du pouls et des battements du cœur; il remarquera aussi sans peine l'aspect général du cadavre, les lividités et la rigidité cadavériques, et enfin la putréfaction.

CHAPITRE III

Soins à donner aux blessés. — Pansements provisoires des plaies, des hémorrhagies et des fractures.

1° SECOURS GÉNÉRAUX.

Avant de mettre les blessés sur le brancard et de les transporter, le brancardier doit s'assurer promptement de ce qu'il est opportun de faire et apporter quelques soulagements à ceux surtout qui ne seront pas enlevés de suite du champ de bataille.

C'est ainsi qu'il doit, dans la mesure du possible, donner à boire aux blessés : pour cela, il serait bon de munir chaque brancardier, chaque infirmier, d'un récipient (bidon ou gourde) suffisamment grand pour contenir une bonne quantité d'eau ou un mélange d'eau et d'eau-de-vie. Il doit veiller aussi à ce que les blessés soient placés de manière à pouvoir respirer librement : s'ils sont couchés sur la poitrine, il les tournera doucement et les mettra sur le dos la tête soulevée par un objet d'équipement ou d'habillement tel que sac, capote roulée, etc. Il débarrassera la bouche des blessés du sang ou de la poussière qui peut l'encombrer; il relâchera la cravate du malade, il déboutonnera sa tunique, son pantalon, il lui enlèvera tout ce qui peut entraver la respiration et la circulation du sang.

2° PERTE DE CONNAISSANCE. — MANIÈRE DE RANIMER LES BLESSÉS.

Dans le cas où le blessé a perdu connaissance, quand le brancardier ou l'infirmier n'a pas constaté les signes de la mort, il faut prendre de suite une résolution et chercher à ranimer le moribond. Cet évanouissement peut être dû à une perte de sang considérable ou à la douleur produite par la blessure, aux fatigues, aux privations.

Pour remédier à cet état de choses, il faut débarrasser le blessé de tout ce qui peut gêner les fonctions respiratoires, lui jeter de l'eau à la figure, lui frapper sur la face, les mains, les pieds avec des linges imbibés d'eau fraîche ou vinaigrée. Si on a à sa disposition de l'ammoniaque, de l'éther, du vinaigre, etc., il faut s'empresser d'en faire respirer légèrement. Les frictions sont aussi efficaces : il faut frotter sur tout le corps du blessé, sur la paume des mains, sur la plante des pieds avec des morceaux de vêtements ou des mouchoirs secs ou imprégnés d'alcool ou de vinaigre. On peut également introduire dans la bouche quelques gouttes de rhum, d'eau-de-vie, mais quelques gouttes seulement.

Enfin la méthode la meilleure pour ranimer un blessé est sans contredit la respiration artificielle : il faut habituer les brancardiers à la pratiquer avec adresse et rapidité.

La respiration artificielle consiste à reproduire par certaines manœuvres les deux temps de la respiration normale, l'inspiration ou introduction de l'air dans les poumons et l'expiration ou expulsion de l'air de ces organes.

Il y a plusieurs procédés; j'en décrirai trois, le brancardier en adoptera un de préférence auquel il s'exercera plus particulièrement.

1° *Méthode ordinaire.*—A propos de ce procédé le plus simple, l'instruction générale, rédigée par le conseil de santé des armées sur les secours à donner aux asphyxiés, donne les explications suivantes : « Des compressions momentanées, légères et répétées, alternant avec des rémissions d'égale durée, sont faites 15 à 20 fois par minute, sur les côtés de la poitrine et sur le ventre, de façon à imiter les mouvements alternatifs d'inspiration et d'expiration. Un bandage de corps, dont on serre et relâche alternativement les chefs, peut servir aux compressions abdominales. »

2° *Méthode de Marshall-Hall.* — On place le blessé à plat ventre après avoir mis sous la poitrine, pour la soulever ou la supporter, une couverture roulée ou toute autre pièce de vêtement ; puis on tourne le corps doucement sur le côté, presque sur le dos, et on le replace subitement la face vers la terre ; on répète ces manœuvres avec énergie et persévérance environ 15 fois en une minute ; on change de temps en temps de côté.

Chaque fois que le blessé est placé à plat ventre, on exerce une pression vive et ferme entre les omoplates ; mais on cesse la pression dès qu'on a tourné le corps sur le côté.

La première position augmente l'expiration, la deuxième commence l'inspiration.

3° *Méthode de Sylvester.* — Elle consiste à imiter une profonde respiration naturelle en faisant jouer les mêmes muscles qu'emploie la nature pour cette fonction. Dans une inspiration ordinaire, large, nous élevons les côtes et le sternum au moyen des muscles pectoraux qui vont de la poitrine aux épaules ; ainsi se produit le vide qui appelle l'air pour gonfler les poumons. On soulève artificiellement les côtes et le sternum au moyen des muscles pectoraux qui vont des épaules aux parois du thorax.

Pour cela, le brancardier, agenouillé à la tête du blessé, lui saisit les bras au-dessus des coudes et les ramène vigoureusement en arrière jusqu'aux deux côtés de la tête : en élevant ainsi les côtes, la cavité de la poitrine s'élargit, il se produit une tendance au vide et un courant d'air afflue dans les poumons.

L'expiration est produite par la manœuvre inverse. Le brancardier ramène les bras du blessé sur les côtés de la poitrine et au lieu de les placer simplement il les appuie fortement de manière à faire une énergique pression. Il ramène ensuite les bras en arrière, puis comprime de nouveau en les abaissant sur les côtés de la poitrine et ainsi de suite.

Dans ce procédé que je préfère la quantité d'air inspirée est 10 fois plus grande que dans les autres procédés.

3° PLAIES. — PANSEMENT PROVISOIRE DES PLAIES.

1° *Indications communes aux plaies, aux hémorrhagies, aux fractures.* — Avant de panser une plaie simple ou compliquée d'hémorrhagie ou de fracture d'un os, il est nécessaire presque toujours de déshabiller en partie le blessé et de le débarrasser des vêtements qui couvrent la région atteinte. Autant que possible, il faut ménager les vêtements. Mais dans les hémorrhagies, comme il est de la dernière importance de faire faire très peu de mouvements, peut-être est-il préférable de couper le linge et les habits en ayant soin de suivre les coutures. Dans les fractures, il vaut mieux aussi mettre à nu le membre lésé : l'appareil provisoire s'applique mieux et les fragments de l'os sont plus faciles à consolider. Mais si le temps manque, il faut bien entendu placer les attelles par-dessus les vêtements. S'il n'y a qu'une plaie simple, on peut parfois faire le pansement sans découdre ou couper une partie de l'habillement.

2° *Plaies.* — Les plaies que le brancardier ou l'ambulancier peut rencontrer sur le champ de bataille sont de trois sortes :

1° Les plaies par instruments tranchants, produites par les sabres à double ou simple courbure de l'infanterie, de l'artillerie et de la cavalerie légère, les sabres droits ou lattes dont la cavalerie de ligne et la grosse cavalerie se servent en pointant ou en sabrant, les sabres-baïonnettes, etc.

2° Les plaies par armes à feu qui se divisent en :

A). Plaies par balles ;

B). Plaies par obus, boulets, bombes.

Les balles peuvent produire des contusions, des déchirures, des sillons, des sétons. Ces blessures ont un aspect simple ; mais souvent elles cachent des complications que le brancardier doit reconnaître, telles que lésions des vaisseaux, des os.

Tantôt il n'y a qu'une plaie, tantôt il y en a deux, selon que la balle est restée dans la blessure ou en est sortie.

Le pansement provisoire des plaies est très simple. En présence d'une plaie à panser, il faut la laver doucement avec une éponge ou mieux avec un linge imbibé d'eau fraîche, de manière à la débarrasser du sang caillé, du sable, de la terre, des débris d'os, de vêtements, qui s'y trouvent très souvent introduits.

L'eau pure suffit : on trempe dedans une compresse ou un linge qu'on applique sur la blessure et par-dessus on met de la charpie également mouillée. Si on a à sa disposition des bandes, des mouchoirs ou des cravates, on s'en sert pour rapprocher les lèvres de la plaie et arrêter ainsi souvent l'écoulement du sang. Il est bien entendu que ces pansements des plaies simples si utiles pour diminuer la douleur des blessures, ne sont faits par les brancardiers que quand des blessés plus gravement atteints ne réclament pas leur intervention.

CHAPITRE IV

Soins à donner aux blessés. — Pansements provisoires des plaies, des hémorrhagies et des fractures (*suite*).

4° HÉMORRHAGIES.

Notions élémentaires sur la circulation en général.

Le sang circule dans des canaux qui portent les noms de *vaisseaux capillaires*, de *veines* et d'*artères*. Les artères conduisent le sang *du cœur* vers le corps et les vaisseaux capillaires. Ce sang nutritif alimente les différents tissus. Puis, chargé de déchets organiques et devenu sang veineux, il revient aux poumons par les veines pour reprendre au contact de l'air respiré ses propriétés nutritives et vitales. Une fois régénéré, il retourne au cœur qui le pousse de nouveau dans l'organisme par les artères.

La lésion d'un de ces vaisseaux peut donner lieu à une *hémorrhagie* ou effusion plus ou moins considérable de sang : cette dernière se produit presque toujours au moment de la blessure; elle peut aussi se montrer dans un temps plus éloigné, de là les noms d'hémorrhagie primitive et consécutive. Il ne s'agit ici que de l'hémorrhagie primitive.

HÉMORRHAGIES. — *Symptômes généraux :* Variables selon l'abondance de l'hémorrhagie; décoloration, sueur froide, syncopes; respiration précipitée ou rare; pouls petit, filiforme; vertiges.

Symptômes locaux : L'hémorrhagie est plus ou moins abondante selon le siège de la plaie, selon sa profondeur.

Le sang qui coule vient des petits vaisseaux dits capillaires, des veines ou des artères. Il est de la dernière importance, au point de vue des secours à donner, de distinguer la provenance du sang dans une hémorrhagie.

Caractères du sang des capillaires et des hémorrhagies capillaires. — Ce sang s'écoule *en nappe* sur toute la surface de la plaie; il est *plus ou moins rouge,* moins rouge que le sang artériel, plus rouge que le sang veineux. Son écoulement ne dure pas longtemps. Du reste, la perte de sang va rarement jusqu'à l'hémorrhagie.

Caractères du sang des veines et des hémorrhagies veineuses. — Le sang veineux coule *en bavant* ou bien par *un jet continu* plus ou moins fort dans les veines d'un certain calibre. Sa couleur est foncée; il est même *noir.* Son écoulement est de courte durée.

L'écoulement est accru si l'on comprime la veine entre la plaie et le cœur; il cesse, au contraire, lorsque la compression est exercée entre la blessure et les capillaires, entre la plaie et les extrémités.

Caractères du sang des artères et des hémorrhagies artérielles. — Le sang artériel, surtout s'il vient d'une artère d'un volume appréciable, s'élance par *saccades,* par *jets* correspondant aux battements du cœur; ou bien, si l'ouverture de l'artère est un peu comprimée, on aperçoit en cet endroit des battements réguliers comme ceux du pouls. Ce sang est *rouge vermeil.*

La compression pratiquée entre la plaie et le cœur sur l'artère principale de la région blessée suspend l'écoulement du sang. La compression entre la plaie et les extrémités n'apporte que peu ou point de changement sur la quantité de sang qui s'écoule. Il est impossible de percevoir les pulsations arté-

2.

rielles au-dessous du point divisé. Cette hémorrhagie peut avoir beaucoup de gravité et nécessite de prompts secours.

N. B. — Si, quand on relève un blessé, par la quantité de sang répandu et l'aspect du blessé, il y a lieu de soupçonner une blessure avec hémorrhagie, il ne faut visiter le corps qu'avec précaution. Le blessé peut alors être dans un état de mort apparente, d'état syncopal qui a arrêté l'écoulement du sang. Il faut dans ce cas, avant de réveiller et de ranimer le blessé, visiter attentivement le corps. Un mouvement intempestif, un effort du blessé, une exploration imprudente peuvent ramener l'hémorrhagie.

Gravité des hémorrhagies. — Que de blessés seront sauvés si les brancardiers, les infirmiers et les ambulanciers, suffisamment instruits, peuvent apporter des secours efficaces ! D'après le chirurgien Percy, les trois quarts des blessés qui succombent dans les combats périssent d'hémorrhagie. Des recherches plus récentes, entreprises sur les blessures qui occasionnent la mort sur les champs de bataille, démontrent que, en raison des secours un peu mieux organisés, c'est seulement près d'un cinquième des morts (18 pour 100) qui doit être attribué aux hémorrhagies : c'est encore beaucoup trop. Il est donc de la plus haute importance de suspendre l'écoulement du sang qui peut mettre promptement en danger les jours d'un blessé.

TRAITEMENT DES HÉMORRHAGIES.

1° HÉMORRHAGIES DES CAPILLAIRES.

Les hémorrhagies des vaisseaux capillaires sont des accidents légers et s'arrêtent la plupart du temps d'elles-mêmes ; il suffit, en cas de besoin, de laver la plaie avec de l'eau fraîche et de l'exposer à l'air.

Si par hasard l'écoulement est abondant et persiste malgré ce moyen, le brancardier peut exercer latéralement sur le point d'où coule le sang une légère compression avec les doigts ou avec de l'amadou, du linge, de la charpie, des compresses ou des bandes un peu serrées.

De la charpie trempée dans de l'eau froide suffit généralement pour arrêter ces faibles hémorrhagies.

2° HÉMORRHAGIES DES VEINES.

Lorsqu'on est appelé à donner des soins à un blessé atteint d'hémorrhagie, il faut appliquer immédiatement un ou plusieurs doigts sur l'endroit même d'où jaillit le sang pour arrêter l'écoulement, puis chercher par la compression à déterminer la source de l'hémorrhagie. S'agit-il d'une hémorrhagie artérielle, la compression pratiquée entre la plaie et le cœur suspend l'écoulement, mais dans le cas d'une hémorrhagie veineuse, l'écoulement du sang et sa sortie en jet, si c'est une grosse veine qui est lésée, sont, au contraire, favorisés par cette même compression.

L'hémorrhagie veineuse reconnue, on l'arrête de plusieurs manières :

1° *Par l'eau froide.* — En lavant la plaie à l'eau froide ou en faisant baigner dans de l'eau la partie blessée, on voit fréquemment l'écoulement du sang diminuer, des caillots sanguins se former et finalement l'hémorrhagie s'arrêter complètement.

2° *Par certains objets de pansement.* — A l'eau froide il est bon de faire succéder un pansement provisoire. De la charpie, des compresses, des cravates, des mouchoirs trempés dans l'eau fraîche seront appliqués et bourrés dans la plaie. De cette façon on bouchera hermétiquement la blessure, on fermera les orifices des vaisseaux et on favorisera la production de caillots obturateurs. Comme pour les hémorrhagies capillaires, si on a à sa disposition de l'amadou, il est utile de l'employer. Ceci fait, on lie tout le pansement avec une courroie, une cravate ou un mouchoir. Il est bon, avant de bourrer la plaie de charpie ou d'étoupe, de garnir préalablement le fond de la blessure d'une compresse, d'un linge sec ou mouillé; dans cette espèce de poche, on met la charpie, l'étoupe, la ouate, etc.

3° *Par la compression.* — La compression ordinairement réservée aux artères peut s'appliquer aux veines :

A). *Compression digitale dans la plaie.* — L'infirmier ou le brancardier exerce avec les doigts une légère compression dans la blessure. Le blessé lui-même peut quelquefois faire

3

cette compression. Elle empêche le sang de sortir de la plaie des vaisseaux tout le temps nécessaire à la formation des caillots. Elle empêche aussi le sang d'arriver au niveau de la plaie et facilite la cicatrisation de la veine.

B). *Compression digitale en dehors de la plaie.* — Pour les artères, nous verrons qu'il faut comprimer sur le trajet du vaisseau au-dessus de la plaie, entre elle et le cœur; pour les veines la compression a lieu en général au-dessous de la blessure, entre elle et les vaisseaux capillaires. On peut comprimer la région placée au-dessous de la plaie soit avec la main, soit avec une bande ou une cravate.

4° *Par la flexion forcée* (fig. 1). — La position donnée à une partie blessée peut arrêter une hémorrhagie. C'est ainsi que, par une flexion assez forte de la jambe sur la cuisse, on peut arrêter les hémorrhagies de la jambe et du pied; de même, par la flexion de l'avant-bras sur le bras, on peut arrêter les hémorrhagies de la main et de l'avant-bras. On cite le cas d'un blessé qui a eu la constance et la force de rester la cuisse fléchie sur le bassin pendant plus de quinze jours. Dans ces cas, la plaie de la veine se cicatrise sous l'influence de la compression exercée par la flexion forcée. Les jointures sont les parties où une position forcée peut devenir à elle seule un agent de compression. Comme cette flexion est très pénible, le Dr Granjux conseille avec raison de fixer le membre dans cette position au moyen de liens quelconques.

Ajoutons, à propos des hémorrhagies veineuses, que certaines d'entre elles (hémorrhagies de la veine principale d'un membre telles que celles de la veine fémorale à la cuisse, de la veine jugulaire interne au cou) sont de la plus grande gravité.

3° HÉMORRHAGIES DES ARTÈRES.

Les hémorrhagies artérielles sont arrêtées par la compression *directe* ou *indirecte*, *dans la plaie* ou en *dehors de la plaie*.

1° *Compression dans la plaie.* — La compression directe se fait dans la plaie même au moyen du tamponnement ou de la compression avec les doigts. Cette compression a pour but de boucher l'orifice du vaisseau lésé.

A). *Tamponnement.* — Le tamponnement consiste à remplir

la plaie d'où coule le sang d'une masse de boulettes de charpie. Si on a de l'amadou on en garnit le fond de la blessure et on maintient le tout, amadou et charpie, avec une bande serrée, un mouchoir, une cravate, etc. A défaut d'amadou, de charpie, on peut employer l'étoupe, le coton, la ouate et même au besoin la mousse et l'herbe, en un mot, toutes les substances molles, faciles à arrondir ou à mouler en forme de bouchon. Tous ces objets de pansement sont appliqués directement sur le vaisseau ouvert ou du moins sur l'endroit d'où jaillit le sang par parcelles ou petites boulettes afin de mieux oblitérer la plaie.

Le tamponnement se fait ordinairement de la manière suivante : Si on a les doigts appliqués sur l'orifice du vaisseau, on les remplace par un bourdonnet de charpie sèche, si l'on se sert de charpie ; on soutient ce premier bourdonnet, on en superpose un second qu'on maintient de même, et l'on dispose ainsi successivement de nouveaux bourdonnets de plus en plus volumineux jusqu'à ce que la plaie soit comblée.

B). *Compression digitale dans la plaie.* — Les hémorrhagies artérielles peu graves, de même que les hémorrhagies veineuses et capillaires, peuvent être arrêtées par une compression directe, faite dans la blessure, sur l'orifice même du vaisseau qui fournit le sang. C'est un moyen si employé qu'il est en quelque sorte vulgaire. Les gens les plus étrangers à l'art compriment directement les plaies avec les doigts pour arrêter l'écoulement du sang.

2° *Compression en dehors de la plaie.* — Cette compression se fait entre la plaie et le cœur au moyen de la main (compression digitale) sur le trajet de l'artère, ou avec certains appareils que l'infirmier ou le brancardier a à sa disposition ou qu'il peut facilement improviser (compression mécanique). Elle a pour but d'empêcher le sang, chassé par les contractions du cœur, d'arriver dans la plaie ou dans le vaisseau atteint.

A). *Compression digitale.* — *Moyens de la pratiquer.* — Pour pratiquer la compression digitale le brancardier cherche le point précis des battements de l'artère au niveau d'un os sur lequel le vaisseau repose sans l'intermédiaire de parties molles ; il applique deux ou quatre doigts sur le vaisseau et parallèlement à lui et le comprime jusqu'à ce que les doigts de l'autre main, placés au-dessous du point comprimé, ne sentent plus les battements de l'artère (fig. 2.—*Compression avec les quatre doigts sur le bras gauche*). Comme la compression digitale est très fatigante et ne tarderait pas à devenir impossible par l'engourdissement des doigts, il devra ménager ses forces en ne pressant pas outre mesure. D'ailleurs, s'il est fatigué, il peut changer de main, mais sans lâcher le vaisseau, en mettant les doigts d'une main à la place des autres, puis, quand ceux-ci sont bien appliqués, il retire la main fatiguée.

Un autre moyen excellent de comprimer est le suivant. Une fois l'artère trouvée, on applique dessus un doigt, et sur le dos de ce doigt on applique le pouce ou un des autres doigts de la main opposée (fig. 3. — *Compression avec le pouce*).

Si dans un mouvement inopportun du blessé ou par toute autre circonstance le vaisseau vient à échapper à la compression des doigts, il faut, au lieu de chercher à la rétablir par une pression exagérée et souvent inutile, s'assurer de nouveau du trajet de l'artère et réappliquer les doigts dans une bonne direction.

Description succincte des principales artères.—Points où l'on doit comprimer. — Beaucoup d'artères sont trop difficiles à rechercher : aussi leur étude ne saurait être ici de quelque utilité. Je me contenterai d'indiquer celles que tout ambulancier avec un peu d'attention et d'habitude peut facilement trouver.

1° *Artères de la tête.* — A la tête, deux artères importantes sont faciles à comprimer : la temporale ou artère de la tempe et la faciale qui se distribue à la face.

L'artère de la tempe (T. fig. 4) est bien connue : on la trouve aisément au-devant de l'oreille, entre le conduit auditif et cet os qui fait une si forte saillie au-dessus de la joue.

Sur le bord de l'os de la mâchoire inférieure et à 3 ou 4 centimètres en avant de son angle, on sent facilement avec les doigts un petit creux, une sorte de petite rigole. C'est là que passe *l'artère faciale* (F. fig. 4). Immédiatement en arrière se trouve le muscle qui fait mouvoir la mâchoire et qui est si volumineux chez certaines personnes. En serrant fortement les dents on fait saillir ce muscle masticateur appeler *masséter,* et en avant de lui on perçoit les battements de l'artère.

2° *Artères du cou.*—Les artères principales du cou (*carotides*)

(C. fig. 4) sont recouvertes par un muscle nommé *muscle satellite,* parce qu'il les accompagne dans leur trajet. Ce muscle (*sterno-mastoïdien*) forme cette corde tendue que l'on remarque au cou quand on tourne la tête et qui devient si raide dans le torticolis.

Un bon moyen de trouver ces artères pour celui qui est étranger à l'anatomie est de saisir le devant du cou entre le pouce et l'index au niveau de la pomme d'Adam. Le bout des deux doigts vient forcément se heurter contre les deux muscles satellites et les deux artères.

3° *Artères du membre supérieur* (bras, avant-bras et main).— Dans une blessure du membre supérieur donnant une hémorrhagie, il faut rechercher l'artère au bras ou dans l'aisselle.

Dans l'aisselle, l'artère s'appelle *axillaire* (A. fig. 5. — *Bras droit*), au bras elle porte le nom *d'humérale* (H. fig. 5).

A). *Au bras :* rien d'aussi simple que de trouver le vaisseau. Il bat au côté interne, immédiatement en dedans de la masse charnue du biceps. Il repose sur l'os du bras et peut facilement être comprimé.

Cette compression peut se faire de trois manières :

1° En appuyant les quatre doigts sur l'artère, la paume de la main prenant un point d'appui sur le biceps et le pouce entourant le bras (fig. 2) ;

2° En plaçant la paume de la main sous le bras et en appuyant les doigts fléchis sur le trajet de l'artère ;

3° En appliquant simplement le pouce sur l'artère, la paume de la main embrassant soit le biceps, soit la partie postérieure du bras.

B). *A l'aisselle* : l'artère du bras étant la continuation de l'aisselle, il est facile de trouver le vaisseau axillaire. On sent du reste avec le doigt à la réunion du tiers antérieur avec le tiers moyen du creux de l'aisselle, sous le bord tendu du muscle grand pectoral, une saillie formée par un paquet de vaisseaux et de nerfs dirigés dans l'axe du bras. C'est dans cet amas de cordons faciles à sentir que se trouve l'artère.

4° *Artères du membre inférieur* (cuisse, jambe, pied). — Pour la principale artère du membre inférieur, la compression s'exerce à peu près sur la partie moyenne du pli de l'aîne ; dans cette région, l'artère est superficiellement placée et ses battements sont facilement perçus, elle repose sur un plan solide, un os qui assure l'effacement de son calibre.

Pour la trouver, M. le professeur Richet recommande de tirer une ligne qui partirait non du milieu du pli de l'aîne, mais de l'union de son tiers interne avec ses deux tiers externes, et qui se terminerait au tiers inférieur et interne de la cuisse.

Il est bon de comprimer l'*artère fémorale ou crurale* au pli de l'aîne où elle est peu profonde (F. fig. 6). Cependant, dans le cas où ses branches sont blessées à la jambe ou au pied, on peut exercer la compression à la partie inférieure de la cuisse, un peu au-dessus et en dedans du genou.

On pratique la compression en appuyant le pouce sur l'artère et en embrassant la hanche ou le côté externe de la cuisse avec les quatre doigts, ou bien en appliquant les quatre doigts sur le trajet de l'artère et en prenant avec le pouce un point d'appui sur le côté extérieur du membre.

c). *Compression mécanique.* — Au bout d'un certain temps, la compression avec les doigts devient très fatigante. Elle exige, en outre, l'intervention constante d'un brancardier, car rarement le blessé conserve assez de forces pour faire lui-même la compression.

De là, la nécessité d'employer certains appareils dont j'indiquerai seulement les plus simples et les plus usuels.

1° *Garrot.*—Le garrot est le compresseur mécanique le plus ancien et l'on peut dire le plus sûr. C'est en 1674, au siège de Besançon, que Morel, chirurgien français, proposa le garrot.

C'est un fort cordon ou lien qui entoure le membre ; sur un point de sa circonférence il y a une pelote ou compresse épaisse formant coussinet et appliquée sur le trajet de l'artère. Sur un point opposé est une autre compresse recouverte d'une plaque de corne, de cuir, de carton, etc., elle a pour but d'empêcher le plissement de la peau et de la protéger. Le cordon est noué et peu serré. On lui fait faire un tour ou on le met double. Dans une boucle ou entre le double cordon, on insinue un bâtonnet dans le sens de l'axe du membre, on l'incline sur un côté, puis on le fait tourner en moulinet, d'où une torsion des cordons, un rapprochement des deux compresses ou de la pelote et de la plaque, enfin une constriction du membre dont la circulation est arrêtée. On attache le bâtonnet à l'appareil avec une ficelle (F) quand la compression est jugée suffisante.

Ainsi quatre parties principales dans un garrot : la pelote (P), la plaque (P'), le lien (L) et le bâtonnet (B) (fig. 7.— *Garrot appliqué sur le bras droit*).

Il est facile d'improviser cet appareil. La pelote peut être faite avec le globe d'une bande, un morceau de bois ou un caillou enveloppé d'un linge, un tampon de charpie. Une compresse épaisse ou un morceau d'écorce d'arbre peut tenir lieu de la plaque de carton ou de corne et un bout de bois quelconque de bâtonnet. Le lien peut être fait avec un mouchoir, une cravate, un ruban de fil, une courroie d'équipement, un galon d'uniforme, etc.

Le garrot le plus expéditif consiste dans une cravate au milieu de laquelle on fait deux ou trois nœuds bien serrés.

Cet appareil est simple et très efficace : aussi M. le médecin inspecteur Legouëst, dans son *Traité de chirurgie d'armée*, exprime-t-il le désir que chaque militaire sache appliquer un garrot et porte deux bandes dans son havre-sac pour en avoir les éléments. Cependant il est bon de dire que le garrot devient très vite douloureux et ne peut, sans menace de gangrène, rester longtemps serré autour d'un membre.

2° *Tourniquet à baguettes.*—Un appareil encore plus simple que le garrot est le tourniquet à baguettes. Il se compose de deux petits bâtons et de deux liens (fig. 8). Un des deux bâtonnets est placé en travers sur l'artère et l'autre, situé de l'autre côté et parallèle au premier, sert à faire la contre-pression comme la plaque dans le garrot. On applique d'abord un lien pour fixer ensemble un des bouts de chaque bâtonnet, puis les deux autres bouts sont maintenus avec l'autre lien qu'on serre jusqu'à parfaite compression.

Pour empêcher les liens de glisser, il faut faire une petite encoche à chaque extrémité des bâtonnets. Cet appareil, facile à placer sur le membre supérieur, présente plus de difficultés dans son emploi sur le membre inférieur.

3° *Tourniquet proprement dit.*—Le tourniquet a été imaginé par J.-L. Petit en 1718. Il a été perfectionné en Angleterre, en Allemagne, en France et présente sur le garrot l'avantage d'exercer la compression sur une partie beaucoup moins étendue, sur le vaisseau seulement et de pouvoir être appliqué à demeure. Sans m'arrêter aux différents tourniquets, je crois utile de parler du tourniquet qu'on trouve dans les boîtes à amputation des sacs d'ambulance des corps de troupes, tourniquet qui pourrait être donné à chaque brancardier ou ambulancier et ferait partie de son petit bagage.

Ce tourniquet se compose de deux pelotes. La supérieure est d'abord appliquée sur le trajet de l'artère, l'inférieure sur le point opposé du membre. Ces deux pelotes sont réunies par un ruban de laine qui complète le cercle. La pelote supérieure porte deux griffes sur lesquelles se fixe le ruban à son point de départ et à son retour quand il a entouré le membre.

CHAPITRE V

Soins à donner aux blessés. — Pansements provisoires des plaies, des hémorrhagies et des fractures (*suite et fin*).

5° FRACTURES.

1° *Fractures en général.* — Il y a fracture toutes les fois qu'un os est rompu.

Les fractures les plus communes sont celles des membres inférieurs (pieds, jambes, cuisses), celles de la clavicule, celles des membres supérieurs (bras, avant-bras), celles des côtes, celles du crâne.

Signes généraux des fractures dans les blessures de guerre. — Dans les fractures on peut constater :

1° *La douleur.* — Symptôme presque constant. La douleur dans les fractures est exaspérée par le moindre mouvement. Elle est très vive et disparaît presque complètement pendant le repos, quand le membre est immobilisé. Elle est exactement limitée au siège de la fracture et elle se manifeste avec une très grande acuïté lorsqu'on presse du bout du doigt le point fracturé.

2° *L'impuissance du membre.* — Dans presque tous les cas le blessé ne peut se servir du membre où siège la fracture.

Cependant il n'est pas rare de voir des malades marcher même avec une fracture du col du fémur ou os de la cuisse.

3° *La déformation.* — Symptôme très important pour certaines fractures (clavicule, radius à l'avant-bras, col du fémur). La déformation est déterminée surtout par le déplacement des fragments et un peu par le gonflement consécutif à la fracture.

4° *La mobilité anormale.* — Ce symptôme permet de percevoir de la mobilité sur le trajet de l'os. Il manque assez souvent.

5° *La crépitation.*— On appelle ainsi le bruit qu'on produit en frottant deux fragments d'os l'un contre l'autre. Ce signe peut manquer.

Traitement général des fractures.— Lorsqu'on veut, dans un transport nécessaire, empêcher les mouvements et les frottements douloureux des os des membres fracturés, il importe d'aviser aux moyens :

1° D'assujettir les bouts des os rompus ;

2° De reudre au membre sa forme et sa direction normales, s'il est possible de le faire facilement et rapidement ;

3° D'immobiliser les os fracturés en leur donnant des tuteurs, en les consolidant. Cette immobilisation est le but principal de tout traitement de fracture.

Pour remplir ces conditions on se sert généralement d'appareils qu'on remplace sur le champ de bataille par des moyens plus simples et la plupart du temps improvisés. On verra à propos de chaque fracture comment il faut opérer quand on a quelques éléments d'appareil sous la main ou quand on n'en possède pas. Je m'occuperai surtout des fractures des membres et ne dirai que quelques mots des fractures de la clavicule, des côtes et du crâne.

Improvisation des appareils à fractures. — Quand on veut construire des appareils à fractures on se sert de divers éléments :

1° *Des attelles.* — Les attelles sont des corps résistants que l'on place de chaque côté du membre et qu'on attache avec des liens quelconques. Ce sont des morceaux de bois, de carton, de fer-blanc, minces, plus ou moins larges, de longueur variable suivant le membre blessé, destinés à maintenir immobiles

les os fracturés. Ordinairement les attelles sont droites, arrondies à leurs extrémités et sur leurs bords (fig. 9). Il y en a qui ont à chaque extrémité une échancrure et un trou ou mortaise; d'autres sont coudées de différentes manières.

On peut remplacer les attelles par tout ce qui se trouve sous la main, le fourreau d'un sabre ou le sabre, un fusil, un bâton, des tiges de bottes coupées en lanières assez larges, des écorces d'arbres, des joncs ou tout autre corps résistant, ou bien avec une poignée de paille solidement serrée par une ficelle en spirale. C'est ce qu'on appelle le fanon (fig. 10).

On fera bien de tremper l'attelle dans l'eau avant de l'appliquer. Il sera utile également de la rouler dans un linge, une compresse, un débris de vêtement, elle exercera ainsi une pression moins douloureuse et sera mieux en contact avec la partie blessée.

2° *Des coussins.* — Ce sont de petits sacs de toile, étroits, allongés selon la longueur du membre, et remplis à moitié à peu près de balles d'avoine pour qu'ils ne soient pas durs et que l'on puisse leur donner la forme nécessaire (fig. 11). Leur largeur doit être de 8 centimètres. Ils servent de remplissage et sont interposés entre les attelles et les creux que forme le membre dans ses différents points.

Sur le champ de bataille on peut les remplacer par des poignées de paille, de foin, d'herbe qu'on enveloppe d'un linge ou d'un vêtement quelconque. La musette que porte tout homme d'infanterie remplie de foin ou de paille et pliée en deux ferait un très bon coussin.

Dans son excellent *Manuel du brancardier régimentaire*, M. le Dr Granjux cite avec raison l'appareil de M. le Dr Tourraine comme remplissant les conditions des attelles et des coussins. Cet appareil se compose de deux attelles ou bâtons assez longs sur lesquels on enroule une couverture pliée. Le membre, couché au milieu de l'appareil, est emprisonné entre les attelles coussins par des liens quelconques (fig. 12).

3° *Des liens.* — Pour maintenir les appareils appliqués, on se sert de liens faits de rubans de fil fort, assez larges pour ne pas se rouler trop vite en corde. En campagne on peut remplacer ces lacets par des cravates, des mouchoirs, des courroies de sac, des jeunes branches d'arbres tordues, de l'herbe ou de la paille entortillée.

2° *Fractures en particulier.*

FRACTURES DES MEMBRES.

1° *Fractures du membre supérieur (bras, avant-bras et main.*

A). *Fractures du bras (ou de l'humérus).* — *Caractères.* — Dans les fractures du bras, partie comprise entre le coude et l'épaule, on constate :

1° De la douleur en un point fixe;

2° De la déformation du membre;

3° L'impossibilité pour le malade de faire exécuter des mouvements à son bras ;

4° De la mobilité anormale du bras et de la crépitation en faisant heurter les fragments l'un contre l'autre.

Traitement. — On peut employer deux appareils provisoires : les attelles et l'écharpe avec bandage de corps.

1° *Attelles* (fig. 13). — L'appareil se compose de quatre attelles appliquées contre le bras, une en dedans, une en dehors, une en avant et une en arrière. Si on n'a que deux attelles, on en place une au côté interne et l'autre au côté externe. Si c'est possible, sous chaque attelle on met un petit coussin de paille ou de foin. On maintient les attelles avec des liens, deux au moins : ces liens sont faits avec des mouchoirs, des cravates, des cordes, des courroies, de l'osier, etc. Quand on n'a que deux liens on en place un au-dessus et l'autre au-dessous de la fracture.

Avec cet appareil les fragments de la fracture sont bien maintenus. Il n'y a plus qu'à fixer le membre contre la poitrine, ce qu'on fait avec une bande, un grand mouchoir ou mieux un bandage de corps qui passe sur le bras malade au-dessus du coude et sur l'avant-bras du même côté et tient le tout immobile en embrassant le corps.

Si l'appareil est appliqué par-dessus les vêtements, il est bon de soutenir la main et l'avant-bras du côté blessé avec un simple mouchoir qu'on fixe à la veste ou à la tunique avec des épingles.

Enfin, si à l'appareil à attelles on peut joindre une bonne écharpe, le blessé se trouve dans les meilleures conditions pour se rendre à l'ambulance.

2° *Echarpe* (fig. 14). — L'écharpe ordinaire ou moyenne écharpe (fig. 14) est une pièce de linge triangulaire de $1^m,50$ environ de longueur sur un peu moins de largeur, destinée à soutenir le bras, l'avant-bras et la main.

Pour l'appliquer on place le centre du bandage sous l'avant-bras du côté malade, la corne du milieu tournée du côté du coude, puis on relève les deux autres cornes longitudinales pour les croiser et les nouer derrière le cou sur l'épaule opposée.

Quand l'écharpe est grande (grande écharpe), on réunit les deux bords du bandage correspondant au coude, on les ramène en avant ou en haut et on les fixe avec des épingles et mieux encore par un surjet. Le poignet répond au grand bord de l'écharpe et le dépasse ou y est enfermé selon les indications.

La petite écharpe se compose d'une petite pièce de linge pliée en travers sur la longueur. Ce pli transversal reçoit la main et l'extrémité inférieure de l'avant-bras; les deux bouts sont fixés par des épingles aux vêtements du blessé.

Dans les fractures du bras il faut employer une écharpe aussi grande que possible. Dans tous les cas il faut avec l'écharpe placer un bandage de corps qu'on improvise au moyen d'un grand mouchoir, d'une bande, d'une courroie ou d'une longue cravate. Ce bandage maintient solidement le bras appuyé contre le corps lui-même et entoure complètement la poitrine.

B) *Fractures. de l'avant-bras.— Caractères.* —Les fractures de l'avant-bras, partie comprise entre le coude et la main, se reconnaissent :

1° A l'impossibilité qu'a la main d'exécuter les mouvements de pronation et de supination ;

2° Au craquement qu'on perçoit au point fracturé en voulant faire ces mouvements ;

3° A une déformation particulière qui a la forme d'un Z (fig. 15).

Traitement. — On peut employer les attelles et l'écharpe.

1° *Attelles.* —Ce qu'il y a de mieux à faire c'est de garnir deux petites attelles ou planchettes avec des tampons de linge, de ouate, d'étoupe ou de charpie, d'en placer une sous la difformité, l'autre par-dessus, de les fixer à l'aide de deux mouchoirs ou cravates et de maintenir le bras avec un bandage ou une écharpe.

2° *Echarpe.* — Le plus souvent on a recours à l'écharpe seule qu'on improvise avec un mouchoir ou une cravate. Mais cette écharpe ainsi fabriquée est souvent trop courte. Aussi est-il bon de se servir de deux mouchoirs par exemple, dont l'un entoure le cou et dont l'autre est suspendu au premier et soutient l'avant-bras (fig. 16).

C). *Fractures de la main.* — Quand une balle ou un éclat d'obus frappe la main, il y a souvent fracture d'un ou de plusieurs os. Le diagnostic est difficile à faire pour l'infirmier ou le brancardier. Il doit se contenter, quand il y a blessure de la main par arme à feu de soutenir la main et l'avant-bras du membre blessé au moyen d'une écharpe faite d'une cravate ou d'un mouchoir fixé au cou ou attaché aux vêtements avec des épingles.

Si cravates, mouchoirs, épingles faisaient défaut, il faudrait conseiller au blessé de déboutonner sa veste ou sa capote et de glisser dedans la main ou le poignet atteint.

2° *Fractures du membre inférieur (cuisse, jambe, pied).*

Je prendrai comme type les fractures de la jambe.

A). — *Fractures de la jambe.* — *Caractères.* — On trouve ici les caractères communs à toutes les fractures :

1° Douleur;

2° Impuissance du membre;

3° Mobilité anormale;

4° Crépitation;

5° Déformation;

La déformation, aussi variable que le siège de la fracture, est la suivante quand la fracture a lieu vers la partie inférieure de la jambe : la pointe du pied est tournée en dehors, la pointe du fragment supérieur forme une saillie et la jambe semble tordue au niveau de la blessure.

En général l'infirmier où le brancardier devra songer à une fracture toutes les fois que le blessé se trouvera dans l'impossibilité de remuer la jambe, quand il observera une saillie ou une dépression accompagnée de douleur au niveau d'une plaie de la jambe.

Traitement. — 1° Appareil ordinaire à attelles (fig. 17).

On se procure quatre attelles au moins aussi longues que le membre blessé; on les enveloppe dans du linge (serviettes, gilets, vêtements quelconques) afin que leur application contre la peau soit moins douloureuse. Soulevant avec précaution le membre fracturé, on glisse sous lui, sur le sol, un peu au-dessus et un peu au-dessous de la lésion, deux ou trois cravates ou mouchoirs pliés en triangle; par-dessus ces mouchoirs on place en long la première planchette et l'on repose doucement le membre dessus; on met aussi une planchette enveloppée de linge, de chaque côté; la quatrième attelle sera placée par dessus le membre, sur la fracture. On relève alors les bouts des cravates ou des mouchoirs et on les lie par-dessus la quatrième planchette.

De cette façon, le membre n'est pas exposé à des déplacements douloureux et le blessé peut être transporté assez loin. On a soin de recouvrir la plaie de charpie imbibée d'eau fraîche.

Quand on n'a que deux attelles plus ou moins bien improvisées à sa disposition, on s'en contente et dans ce cas on en place une en dedans et l'autre en dehors. Il faut toujours au moins deux liens, s'il y en a plus, l'appareil n'en vaut que mieux.

Au lieu de planchettes, on se sert souvent de sabres, de fourreaux de sabre, de baïonnettes, etc.

2° *Appareil de M. le médecin-major Tourraine.* — Cet appareil, très simple, a été décrit à propos des attelles et des coussins (fig. 12). M. le Dr Granjux s'exprime ainsi à ce sujet :

« Le chef brancardier, quand l'appareil est prêt à être placé, glisse ses deux mains au-dessous de la jambe, la saisit avec précaution au-dessus et au-dessous du siège de la fracture et la soulève légèrement au-dessus du sol. En même temps un brancardier glisse l'appareil sous le membre de façon que l'intervalle qui sépare les rouleaux corresponde à l'axe de la jambe, le talon venant tomber 15 centimètres environ plus haut que l'extrémité inférieure de l'étoffe. Le chef brancardier dépose alors avec précaution le membre dans l'appareil et applique les rouleaux contre la jambe. » Il n'y a plus qu'à nouer les liens et à fixer par une attache le bout de la couverture qui dépasse le talon.

B). *Fractures de la cuisse.* — *Caractères.* — Les caractères sont à peu près les mêmes que dans les fractures de la jambe. On observe encore :

1° La douleur qui siège au niveau de la fracture, elle est exaspérée par les moindres mouvements ;

2° L'impuissance du membre, presque constante ;

3° Le raccourcissement qui n'est pas constant ;

4° La crépitation qui est obscure et fait souvent défaut ;

5° La rotation du membre qui est tourné en dehors ou en dedans, plus souvent en dehors.

Quand on a reconnu ces symptômes ou quelques-uns d'entre eux, il est probable qu'il y a fracture de cuisse.

Traitement. — On emploie encore ici les deux appareils décrits pour les fractures de jambe.

1° *Appareil ordinaire à attelles.* — Pour les fractures de la cuisse les attelles ou planchettes doivent être beaucoup plus longues. Il faut que l'attelle, placée au côté externe du membre et partant de la hanche, dépasse de beaucoup le genou et il vaut mieux même lui faire dépasser le pied ; celle du côté interne doit aller de l'entre-cuisses au-dessous des parties génitales jusqu'au mollet au moins et, si c'est possible, jusqu'au pied. Les deux autres attelles, antérieure et postérieure, sont appliquées l'une au-dessus, l'autre au-dessous du membre comme il a été indiqué pour les fractures de la jambe.

Comme il est souvent difficile de se procurer des planchettes très longues, on se sert très bien de longs bâtons suffisamment gros ou de fanons de paille ou de foin solidement serrés avec une corde et de la dimension voulue.

On peut, ainsi que dans l'appareil de la jambe, n'employer que deux attelles au lieu de quatre. L'attelle interne est assez facile à improviser avec des armes ; du reste, si on n'a rien à sa disposition, on fixe le membre blessé contre le membre sain qui remplace ainsi une attelle. Quant à l'attelle externe, il est toujours facile d'en faire une d'un fusil ou d'un sabre de cavalerie de ligne.

2° *Appareil Tourraine.* — On peut employer l'appareil de

M. le Dr Tourraine dans les fractures de cuisse : il suffit d'y apporter une petite modification. Le bâton du rouleau placé en dedans du membre doit être très court en haut de la cuisse, tandis que le bâton du rouleau externe doit être le plus long possible et s'appliquer le long de la jambe pour remonter jusqu'à la hanche.

c). *Fractures du pied* (fig. 18). — S'il n'y a pas de déplacement des os du pied, le pansement ordinaire des plaies est suffisant.

S'il y a déplacement, il faut faire reposer le pied sur un coussin quelconque, le caler avec un coin du coussin ou un monceau de paille ou de vêtements, appliquer en dehors une attelle partant du haut de la jambe et dépassant le pied et lier le tout avec une bande ou une courroie. On place un deuxième lien qui maintient en haut l'attelle contre la jambe.

3° *Fractures des côtes.* — *Caractères.* — Les symptômes faciles à remarquer pour un infirmier ou un brancardier sont les suivants :

1° Une douleur très vive au niveau de la blessure de la poitrine ;

2° La respiration entrecoupée du blessé;

3° La position du malade qui appuie la main sur le point fracturé, incline le corps de ce côté et respire peu profondément.

Traitement.—Le traitement consiste à immobiliser les côtes. On fait le pansement de la plaie avec de la charpie et des compresses, on met par-dessus un mouchoir plié en quatre et on maintient le tout avec un bandage de corps, une serviette, un drap ou une cravate qui entoure la poitrine.

4° *Fractures du crâne.* — *Caractères.* — Les plaies sur la tête donnent lieu à une commotion plus ou moins prononcée, souvent accompagnée de perte de connaissance. Dans beaucoup de cas de fracture du crâne il y a un écoulement de sang par l'oreille, le nez ou la bouche.

Traitement. — L'ambulancier doit faire un lavage à l'eau fraîche de la partie blessée, puis une application de compresses imbibées du même liquide et d'un bandeau quelconque. S'il y a hémorrhagie par la plaie, il faut mettre des morceaux d'amadou ou de la charpie, de manière à comprimer le point par où s'échappe le sang.

CHAPITRE VI

Le brancard. — Description du brancard. — Montage et démontage du brancard.

Le brancard employé dans l'armée française se compose de 5 parties principales (fig. 19) :

1° Les hampes (H) ;

2° La toile (To) ;

3° Les traverses (Tr) ;

4° Les pieds (P) ;

5° Les bricoles (B).

1° *Hampes.* — Les hampes (H) consistent en deux longues perches de 2^{m},50, carrées dans toute leur longueur excepté aux extrémités qui sont arrondies pour ne pas blesser les mains des porteurs. Ces extrémités s'appellent *les poignées des hampes.*

2° *Toile.*—La toile (To), longue de 1^{m},58 et large de 58 centimètres est solidement tendue et clouée sur les hampes dans sa plus grande partie. Son extrémité antérieure qui mesure 38 centimètres ne repose pas sur les hampes : destinée à soutenir la tête du blessé d'où son nom de *têtière* et formant une espèce d'oreiller elle est plus élevée que l'autre extrémité de 11 centimètres et est supportée par la partie supérieure des pieds de devant du brancard. La têtière est garnie de deux oreillettes en cuir qui sont munies chacune d'un œillet venant s'accrocher à un bouton métallique placé en haut des pieds antérieurs : c'est ainsi que ce bout de la toile peut être fortement tendu et former un plan incliné destiné à élever la tête du blessé.

3° *Traverses.* — Les traverses (Tr) sont en fer et au nombre de deux, l'une antérieure, l'autre postérieure; elles servent à maintenir les hampes écartées et à tendre ainsi les deux tiers de la toile. Elles se composent d'une barre métallique large de 3 centimètres et longue de 56 centimètres présentant une échancrure à l'extrémité mobile ; l'autre extrémité est fixée en permanence à la hampe gauche et peut s'abaisser et se relever à volonté. L'échancrure, quand la traverse est en place, vient s'accrocher à un bouton adapté à la face inférieure de la hampe droite.

Quand les traverses sont démontées, elles sont parallèles aux hampes et appliquées contre elles ; quand elles sont montées elles leur sont perpendiculaires.

4° *Pieds.* — Les quatre pieds (P), deux en avant, deux en arrière, sont fixés contre la face interne des hampes. Ils peuvent se mouvoir en arrière et se replier contre les hampes ; mais en avant ils sont retenus par une petite plaque métallique. Quand les traverses sont en place, les pieds sont arrêtés par elles en arrière et ne peuvent plus bouger. Les pieds de devant ont 27 centimètres de long et les pieds de derrière 13 seulement. Cette disposition a pour but d'élever la partie de la toile appelée têtière et en même temps d'éloigner du sol toute la partie antérieure du brancard. De la hampe au sol les pieds de devant ont 13 centimètres, ceux de derrière n'en mesurent que 10, il en résulte donc un plan incliné de la tête du brancard vers son autre extrémité.

5° *Bricoles.* — Les bricoles (B) sont des bretelles en toile destinées à faire porter une partie du fardeau sur les épaules des brancardiers et à soulager ainsi les membres supérieurs. Elles présentent à un bout une anse fixe qu'on engage dans une des hampes ; à l'autre bout où se trouvent une boucle en fer et une languette de cuir percée de trous on forme une seconde anse dans laquelle on fait entrer l'autre poignée du brancard. Cette dernière anse pouvant être raccourcie ou allongée à volonté permet de régler la longueur des bricoles sur la taille des porteurs.

Montage du brancard. — Le montage du brancard peut se faire en trois temps :

1er temps. — Détacher les bricoles, dérouler la toile et relever les pieds.

2e temps. — Accrocher la têtière.

3e temps. — Encocher les traverses.

Démontage du brancard. — Il comprend de même trois temps :

1er temps. — Déplacer les traverses.

2e temps. — Décrocher la têtière.

3e temps. — Rabattre les traverses et les pieds contre les hampes, rouler la toile et fixer le tout avec les bricoles.

Certaines précautions doivent être prises dans le montage et dans le démontage du brancard :

1° *Dans le montage.* — Dans cet exercice il est bon d'employer quatre hommes : on maintient ainsi plus facilement les hampes parfaitement parallèles et on engage sans difficulté l'encoche des traverses dans le bouton métallique. Si la toile se prête peu, surtout quand elle est neuve ou qu'elle a été mouillée, ce nombre d'hommes est bien utile, le brancard peut être ainsi rapidement monté.

2° *Dans le démontage.* — Dans le premier temps, qui consiste à dégager les traverses il faut avoir soin d'éloigner les hampes jusqu'à ce que l'encoche n'étreigne plus le bouton métallique. On ne doit pas non plus négliger de rabattre convenablement les pieds et les traverses le long des hampes et de les maintenir en cette position jusqu'à ce que l'enroulement de la toile soit terminé. Avant d'enrouler la toile, il faut aussi rejeter sur elle la têtière décrochée et détendue. Avec ces précautions le brancard est bien plié et ne présente plus qu'un petit volume.

CHAPITRE VII

Enlèvement des blessés et leur installation sur les brancards.

Pour relever convenablement les blessés sur le champ de bataille il faut que les brancardiers ou les ambulanciers soient adroits et forts en même temps. Il est nécessaire aussi que dans le maniement des blessés ils agissent méthodiquement et en mesure. Cet ensemble de mouvements a besoin d'être formulé d'une façon claire et précise : de là l'utilité d'envisager les trois points suivants :

1° L'enlèvement d'un blessé et son installation sur un brancard placé à côté de lui.

2° L'enlèvement d'un blessé et son transport à un brancard placé à une certaine distance.

3° L'installation du blessé sur le brancard suivant sa blessure.

1° ENLÈVEMENT D'UN BLESSÉ ET SON INSTALLATION SUR UN BRANCARD PLACÉ A COTÉ DE LUI.

1° *Par un seul brancardier.* — Quand c'est urgent, un seul homme peut relever un blessé et le soutenir un instant, puis le déposer sur un brancard. Le brancardier prend le blessé entre ses bras, une main sous les cuisses et l'autre à la taille. Si le malade peut se servir de ses membres supérieurs, il embrasse le cou de son porteur pour lui diminuer la fatigue et lui faciliter le déchargement de son fardeau.

Cette manière de relever les blessés est défectueuse et ne doit s'employer qu'en cas de nécessité absolue.

2° *Par deux brancardiers.* — Le brancardier le plus exercé qui prend le nom de brancardier n° 1 veille à ce que le brancard soit placé le plus près possible et le long du blessé, la têtière près de la tête. Lui-même se met à la tête du malade et installe près du siège du blessé le brancardier n° 2. Le brancardier n° 1 commande « *en place* »; à ce moment tous deux se baissent : le porteur n° 1 saisit le blessé sous les bras, le porteur n° 2 glisse les mains sous les fesses et la partie supérieure des cuisses. Puis, au commandement de « *attention, levez* », le blessé est soulevé légèrement. Le brancardier n° 1 commande ensuite « *posez* », et le malade est déposé doucement sur le brancard, la tête sur la têtière.

Si le blessé peut s'aider de ses bras, la méthode d'enlèvement est un peu modifiée. Dans ce cas il embrasse le cou des deux brancardiers qui se placent à ses côtés et le soulèvent par le siège.

Si le blessé a une fracture du membre inférieur (jambe, cuisse), le brancardier de tête le saisit le plus bas possible au-dessous des aisselles sur la poitrine, tandis que le brancardier n° 2 met tout son soin à soutenir le membre fracturé, une main au-dessus et une au-dessous de la blessure. Quant à l'autre membre inférieur sain, le blessé peut s'appuyer dessus pour diminuer le poids de son corps et faciliter son placement sur le brancard.

3° *Par trois brancardiers* (fig. 20). — Le brancardier n° 1 se met toujours à la tête du blessé pour le saisir sous les bras ou un peu plus bas selon le siège de la blessure. Il installe les brancardiers n° 2 et n° 3 de chaque côté à la hauteur du siège et commande « *en place* ». Tous les trois se baissent alors, le brancardier n° 1 se place comme je l'ai déjà dit, les deux autres glissent les mains sous le bassin. Au commandement de « *attention, levez* », ils se redressent simultanément ; au commandement de « *posez* », ils mettent le blessé sur le brancard.

Si le blessé a conservé l'usage de ses bras, le brancardier n° 1 laisse la tête et se place près des jambes qu'il soutient habilement, surtout s'il y a une fracture à un membre inférieur. Dans ce cas le malade s'appuie sur les épaules des deux autres porteurs et leur entoure le cou de ses bras.

4° *Par quatre brancardiers* (fig. 21). — S'il y a quatre brancardiers, la manœuvre est beaucoup plus facile et on évite au blessé de la douleur et quelquefois l'aggravation de son état.

Le brancardier n° 1 est à la tête du blessé, il désigne deux brancardiers pour se mettre de chaque côté du siège et il donne l'ordre au n° 4 de soulever les cuisses et les jambes. Le brancardier n° 1 commande « *en place* ». A ce moment chacun prend possession de son poste et se baisse pour placer les mains sous le blessé. Comme nous le savons, le brancardier n° 1 passe ses mains sous les aisselles, les brancardiers de côté sous le siège. Le n° 4 soutient les jarrets et les cuisses des deux mains, soit en les glissant à plat sous les membres inférieurs, soit en entourant les jambes de ses deux bras et en les portant comme une brassée d'herbe ou de fourrage. Quand tout le monde est prêt, le brancardier n° 1 commande « *attention, levez* ». A cet ordre les quatre brancardiers se redressent en même temps et soulèvent le blessé sans secousses pour le déposer sur le brancard avec le plus de précautions possible au dernier commandement de « *posez* ».

Dans ce cas comme dans les précédents, si le blessé est libre de ses bras, il s'appuie sur les épaules des porteurs du siège. Le brancardier n° 1 quitte la tête et se place près des jambes pour donner un coup de main au brancardier n° 4. S'il y a fracture d'un membre ou des deux membres inférieurs, il soutient les parties lésées en mettant une main au-dessus et l'autre au-dessous de la fracture.

5° *Par cinq brancardiers*. — Nous venons de voir qu'avec

quatre hommes le blessé est relevé et installé commodément. Afin d'assurer la rapidité et la bonne exécution des commandements il serait préférable qu'un cinquième brancardier ou caporal-brancardier donnât les ordres et surveillât la manœuvre. Il simplifierait aussi le service en plaçant le brancard le plus avantageusement possible et en le glissant sous le blessé dès que les porteurs l'auraient soulevé.

2° ENLÈVEMENT D'UN BLESSÉ ET SON TRANSPORT A UN BRANCARD PLACÉ A UNE CERTAINE DISTANCE.

Il arrive fréquemment que sur un champ de bataille on ne puisse porter un brancard dans certains endroits en raison de leur situation trop escarpée, de leur mode de culture ou de production. C'est ainsi que sur les rochers, au milieu des ravins, la manœuvre devient impossible; il en est de même dans les bois, les taillis, les vignes, les houblonnières, etc. Il faut alors laisser le brancard à une certaine distance et transporter le blessé un certain temps jusqu'à ce moyen de transport.

Là encore certaines règles sont à observer.

1° *Par un seul brancardier.*—Nous avons vu que le brancardier isolé prend le blessé entre ses bras : ce moyen peut suffire quand il s'agit de déposer le blessé sur le brancard mis à côté de lui, mais il est trop pénible quand il faut transporter ce fardeau à quelque distance. Aussi l'ambulancier peut-il se soulager d'une partie du poids du blessé en le suspendant en quelque sorte à son cou au moyen d'une espèce d'écharpe faite d'une courroie, d'une longue cravate ou d'une couverture qu'il fera passer sous le bassin de son blessé maintenu ainsi comme un bras fracturé dans une écharpe.

Le brancardier dispose d'un autre système plus commode, il n'a tout simplement qu'à mettre le blessé à cheval ou à califourchon sur son dos : dans ce cas le malade passe les bras autour du cou de son porteur. Au bout d'un certain temps il en résulte une grande fatigue et les bras du brancardier portés en arrière ne peuvent plus soutenir le siège du blessé. Aussi est-il bon qu'il maintienne son fardeau au moyen d'une sorte de sangle passant sous les fesses du blessé et de là sur le ventre du porteur. C'est une espèce de ceinture qui attache le blessé à celui qui le transporte, ceinture qu'on peut facilement improviser avec une courroie assez longue ou deux cravates nouées ensemble et venant après avoir soutenu le blessé se fixer en avant au ceinturon du brancardier (fig. 22).

2° *Par deux brancardiers* (fig. 23). — Le brancardier n° 1 se place à la tête du blessé et le brancardier n° 2 entre ses jambes en tournant le dos à son camarade. Alors le blessé appuie sa tête contre la poitrine du brancardier n° 1 et est soutenu ainsi par ce dernier qui se baisse un peu pour lui entourer le haut du corps de ses deux bras. Le brancardier n° 2 s'empare des jambes fléchies et se place entre elles comme entre les brancards d'une civière. Dès que le brancardier de tête a commandé « *en place* », puis « *attention, levez* » tous deux se redressent ; au commandement « *marche* » ils partent ensemble pour se diriger vers le brancard, le brancardier qui tient les jarrets étant en avant.

3° *Par trois ou quatre brancardiers.* — Nous avons vu plus haut comment avec trois ou quatre brancardiers on devait soulever le blessé. Cette manœuvre exécutée et chaque ambulancier ayant pris convenablement sa position, l'équipe se met en route au commandement de « *marche* » fait par le brancardier n° 1 ou par le caporal brancardier. En arrivant près du brancard le chef crie : « *halte* » et on dépose le blessé comme il a été dit.

INSTALLATION DU BLESSÉ SUR LE BRANCARD SUIVANT SA BLESSURE.

Nous venons d'exposer la méthode générale qu'il faut employer pour relever les blessés ; il y a lieu maintenant d'examiner dans quels cas certaines précautions sont à prendre et comment le blessé doit être installé sur le brancard.

1° *Blessures de la face et du vertex ou sommet de la tête.*—Le blessé est placé sur le brancard, *couché sur le dos, la tête soulevée* par la têtière. Pour la maintenir immobile, on la cale avec des vêtements roulés, des effets d'équipement, des amas d'herbe ou de paille ; il faut aussi avoir soin, afin que la pression de la tête sur la têtière ne soit pas douloureuse, de mettre dessous du linge ou différents corps mous formant coussinet.

2° *Blessures de l'occiput, et de la nuque (d'un seul côté).* — Si la blessure siège à la partie postérieure de la tête ou occiput ou bien à la nuque d'un seul côté, il faut que le brancardier ou l'infirmier placé à la tête du blessé le saisisse le plus loin possible des aisselles et cherche à appuyer contre sa poitrine le haut de la tête de son malade : de cette façon la nuque ou l'occiput ne porte sur aucun point. Le blessé est ensuite déposé sans secousses sur le brancard et *couché sur le côté opposé à la blessure*. Une fois placé, on le maintient ainsi sur le côté sain au moyen de sacs, de cartouchières, de monceaux d'herbe ou de tout autre soutien.

3° *Blessures d'un seul côté du dos, des reins, des fesses.* — On opérera de la même manière dans le cas de blessures unilatérales du dos, des reins, des fesses. *On couchera le blessé sur le côté intact* et on le calera dans cette situation.

4° *Blessures des deux côtés de la nuque, du dos, des reins, des fesses.* — Dans les blessures bilatérales de la nuque, du dos, des reins, des fesses on est obligé *de coucher le blessé sur la poitrine et le ventre*. On peut améliorer cette position excessivement pénible en glissant un coussin improvisé avec des vêtements soit sous la poitrine, soit sous l'abdomen. Le blessé peut se soulager un peu en croisant les bras et en se soutenant ainsi pour mieux respirer; ou bien, quand il est fatigué de s'appuyer sur les coudes, il peut prendre un point d'appui sur les genoux et rendre moins forte la pression exercée par le poids du corps sur le thorax et sur le ventre.

5° *Blessures du cou.* — Dans les blessures du cou on doit éviter que la tête ne se porte en arrière et qu'elle ne tiraille sur les bords de la plaie. Il faut donc la fléchir le plus possible sur le haut de la poitrine et pour cela il n'y a qu'à *soutenir la nuque avec des coussins quelconques.*

6° *Blessures de la poitrine.* — Quand une balle ou un éclat d'obus a frappé la poitrine il faut placer le blessé de manière qu'il puisse respirer facilement. On y arrive en maintenant la tête haute au moyen d'un sac ou d'une capote roulée. *Le blessé est ici couché sur le côté atteint* afin de fermer la plaie : de cette façon on empêche l'entrée de l'air et on arrête l'hémorrhagie. Comme dans tous les cas où le blessé est couché sur le côté il faut le soutenir dans cette position au moyen d'appuis qu'on improvise avec des effets d'habillement et d'équipement.

7° *Blessures du ventre.* — Dans toute blessure du ventre il *est important de faire coucher le blessé sur le dos et d'éviter le moindre tiraillement sur les lèvres de la plaie.* Pour cela, surtout si l'ouverture de l'abdomen est considérable, on fait fléchir au blessé les jambes sur les cuisses en soutenant les jarrets avec des sacs, et on soulève le haut du dos et la nuque avec un fort coussin.

8° *Blessures du membre supérieur et de la clavicule.* — La plupart du temps le militaire blessé à la clavicule, au bras, à l'avant-bras ou à la main peut se transporter lui-même au poste de secours du régiment ou du bataillon ou même à l'ambulance volante de première ligne, surtout si un pansement provisoire lui a été fait, et si un appareil, quand il y a fracture, lui a été appliqué. Quand le blessé a perdu trop de sang ou que d'autres blessures aggravent sa situation, on le transporte selon les règles établies jusqu'au brancard, et le brancardier n° 1 placé à la tête a soin de le saisir le plus loin possible du siège de la blessure.

Sur le brancard le *blessé est couché sur le dos.* Si le pansement a été fait, le membre repose simplement sur la poitrine et il est bon de le caler dans cette position. Si le membre n'a pu être pansé ou immobilisé, il faut le placer le long du corps autant que possible sur des vêtements et le consolider solidement dans cette situation.

9° *Blessures du membre inférieur et du bassin.* — Le blessé, qu'il ait reçu des soins ou non, est toujours *couché sur le dos.* S'il y a fracture, il faut que le membre soit saisi par un infirmier avec de grands ménagements, surtout si on n a pas placé d'appareil. Une fois le membre installé sur le brancard, il faut le consolider pour éviter le moindre déplacement. Une bonne manière de l'immobiliser est de le fixer avec des liens au membre sain étendu à côté de lui.

Dans le cas de fracture des deux jambes ou des deux cuisses

on maintient avec des cravates ou des coussins les deux membres blessés appliqués l'un contre l'autre, et extérieurement on les cale avec des capotes ou des couvertures roulées ou des fusils hors de service qu'on entoure de vêtements pour rendre le contact moins dur.

CHAPITRE VIII

Transport du brancard.

Remarques relatives au transport du brancard. — Les porteurs de brancard doivent être, autant que possible, de même taille. Le porteur de devant doit partir du pied gauche, celui de derrière du pied droit, afin que le pas soit toujours rompu, de manière à éviter des secousses saccadées; il faut qu'ils s'appliquent à faire des pas égaux et à conserver une cadence modérée.

S'ils sont de taille inégale, le plus grand se met du côté de la têtière, à la tête du blessé.

Quand ils gravissent un plan fortement incliné, quand ils montent un escalier, par exemple, le brancardier de tête passe le premier; quand ils descendent, au contraire, les pieds du blessé doivent être placés en avant et le porteur de tête reste en arrière.

Avec le brancard actuellement en usage dans l'armée il ne faut employer que des porteurs très exercés; ces hommes sont obligés d'aller lentement et de se reposer souvent. C'est pour parer à ces inconvénients qu'on a proposé des brancards suspendus sur des ressorts élastiques tels que le brancard Gauvin et faciles à installer sur des roues.

MARCHE AVEC LE BRANCARD CHARGÉ.

1° *En plaine.* — Une fois que les brancardiers ont monté les brancards qui leur sont nécessaires, ils se divisent en plusieurs équipes de deux hommes chacune. Le brancardier de devant, c'est-à-dire du côté de la têtière, fera les commandements utiles à la précision des mouvements et prendra le nom de brancardier n° 1. Arrivé sur le lieu du combat le brancard sera posé le long du malade qu'on veut relever, la tête du brancard près de celle du blessé. Après avoir examiné rapidement de quelle façon il convient de l'enlever pour le mettre sur le brancard, le brancardier n° 1 donne des instructions au n° 2 pour soulever le blessé et le mettre doucement sur le brancard d'après les règles que j'ai établies dans le chapitre précédent.

Les deux porteurs se placent ensuite entre les hampes, assujettissent les bricoles, saisissent les poignées, et au commandement de « *levez* » donné par le brancardier n° 1 se redressent simultanément. Au commandement de « *marche* » les deux ambulanciers se dirigent vers une voiture ou le poste de secours, et en arrivant à destination le n° 1 commande : « *attention, halte* », puis : « *posez* ». Les deux porteurs posent alors sans secousses le brancard sur ses pieds.

Si le brancard a été chargé sur une voiture d'ambulance, les brancardiers retournent les mains vides sur le lieu de l'action où un autre brancard est mis à leur disposition, à moins que la voiture n'ait apporté des brancards disponibles, auquel cas ils s'en retournent avec un brancard vide. Il est prescrit de laisser autant que possible le blessé sur le brancard qui a servi à le relever sur le terrain.

Si au contraire les brancardiers ont apporté le blessé à une ambulance pourvue de lits, ils le soulèvent et l'enlèvent de dessus le brancard d'après les principes qui ont servi à son installation; une fois le blessé couché, ils repartent avec leur brancard sur le champ de bataille.

2° *En pays coupé.* — Les principaux obstacles sont les clôtures (haies, murs) et les fossés. (Les clôtures en hauteur, les fossés en profondeur ne doivent pas dépasser 1^{m},45). On essayera autant que possible de les tourner ou de les abattre pour livrer passage au brancard. Quand cela sera impossible ou entraînera trop de perte de temps, on emploiera les manœuvres suivantes :

Passage d'un obstacle peu élevé (haie, clôture murée). — Pour franchir une clôture, il faut 4 et mieux 5 hommes.

A). — *Avec 5 hommes.* — Le brancard arrivé devant

l'obstacle est déposé à terre avec les commandements habituels. Le brancardier n° 1 reste à sa place, deux brancardiers (n°s 2 et 3) se placent près des hampes du côté des pieds du blessé, les deux autres (n°s 4 et 5) franchissent l'obstacle de l'autre côté duquel ils se tiennent prêts à recevoir le brancard.

Au commandement de « *attention, enlevez* » les brancardiers n°s 1, 2 et 3 élèvent le brancard un peu plus haut que l'obstacle. Le brancardier n° 1 empoigne le brancard de façon à en faire reposer les poignées sur la fourche que fait le pouce avec le reste de la main. Si cette manœuvre ne pouvait être faite facilement par lui, il serait aidé par les porteurs n°s 4 et 5 qui ne franchiront alors l'obstacle que quand le n° 1 tiendra solidement le brancard élevé.

Au commandement de « *envoyez* », le brancardier n° 1 avance légèrement (de la largeur de l'obstacle), les brancardiers n°s 2 et 3 passent les poignées des hampes qu'ils tiennent aux brancardiers 4 et 5 par-dessus l'obstacle, puis franchissent eux-mêmes rapidement celui-ci. Au commandement de « *marche* », les brancardiers 1, 4 et 5 qui tiennent le brancard font quelques pas jusqu'à ce que le brancardier n° 1 soit arrêté par l'obstacle. Au commandement de « *envoyez* », celui-ci passe les poignées qu'il tient aux brancardiers 2 et 3 qui se sont placés de l'autre côté de l'obstacle vis-à-vis de lui ; en même temps les brancardiers 4 et 5 avancent légèrement.

Au commandement de « *marche,* » les 4 brancardiers qui tiennent le brancard font un ou deux pas avec lui de l'autre côté de l'obstacle et le déposent à terre aux commandements habituels.

Pour le passage du brancard par-dessus l'obstacle de main à main, le mouvement sera facilité si les quatre porteurs, placés de chaque côté, saisissent les poignées avec les mains les ongles en dehors pour une main et en dedans pour l'autre.

B). *Avec 4 hommes.* — La manœuvre s'exécutera de la même façon, mais au lieu des deux porteurs 4 et 5 il n'y aura primitivement au delà de l'obstacle qu'un porteur (le n° 4) qui devra être vigoureux.

Passage d'un fossé. — Si le fossé est très large, on le franchira en agissant comme pour une descente ou une montée ordinaire, ou comme dans un escalier. Si le fossé est étroit, mais ne dépasse pas $1^m,45$ de profondeur, il faudra 4 hommes pour le faire franchir au brancard chargé.

Le brancard arrivé sur le bord extrême du fossé est déposé à terre aux commandements habituels. Le porteur du côté de la tête, le n° 1, reste à sa place ; deux brancardiers, 2 et 3, se placent au fond du fossé et le n° 4 franchit ce fossé et se tient prêt à recevoir le brancard. Au commandement de « *attention, enlevez,* » les trois premiers soulèvent le brancard. Au commandement de « *envoyez,* » le porteur n° 1 avance légèrement (de la largeur du fossé) et les n°s 2 et 3 passent les poignées au n° 4. Au commandement de « *marche,* » le porteur n° 1 et le porteur n° 4 se mettent en marche, ce dernier à reculons. Quand le n° 1 est arrivé sur le bord du fossé, ils s'arrêtent tous deux au commandement de « *halte.* » Au commandement de « *envoyez,* » le porteur n° 1 passe les poignées qu'il tient aux n°s 2 et 3 et le porteur n° 4 recule encore légèrement. Au commandement de « *posez,* » les n°s 2, 3 et 4 déposent le brancard à terre de l'autre côté du fossé.

3° *Transport du brancard chargé dans un escalier.* — Les maisons d'habitation servant de moyens de défense ou d'attaque, il faut savoir descendre un blessé dans un escalier.

Quand l'escalier est étroit, qu'il a des courbures fréquentes (en colimaçon), on transporte le blessé à bras en laissant le brancard au bas de l'escalier. Ce n'est généralement que dans les escaliers larges, droits ou coupés par des paliers qu'on fait passer les brancards.

3 hommes sont nécessaires.

En arrivant au pied de l'escalier, le brancard est déposé aux commandements habituels. Le porteur n° 1, le plus vigoureux, le saisit du côté voisin de l'escalier et deux porteurs n°s 2 et 3 de taille égale empoignent les hampes de l'autre côté. Au commandement de « *attention, marche,* » ils partent tous du même pied en cadençant leur marche par « *un, deux.* » A mesure que le porteur n° 1 monte les marches, les n°s 2 et 3 élèvent le brancard à force de bras de façon à le maintenir toujours horizontal. Quand le brancard est arrivé à la hauteur de leurs épaules, on commande « *halte ;* » tous trois s'arrêtent et les n°s 2 et 3 posent les poignées qu'ils tiennent sur leurs épaules du même côté (soit droit, soit gauche) de façon à ce que l'un d'eux soit placé entre les hampes. Au commandement de « *attention, marche,* » ils montent ensemble l'escalier en continuant à cadencer leurs pas par « *un, deux.* » Quand le porteur n° 1 est arrivé en haut de l'escalier, au commandement de « *halte,* » ils s'arrêtent tous trois et les porteurs n°s 2 et 3 soulèvent les poignées de dessus leurs épaules. Au commandement de « *attention, marche,* » ils achèvent de monter les dernières marches en ayant soin d'abaisser progressivement leurs mains de façon à ce que le brancard demeure toujours horizontal, c'est-à-dire qu'ils font le mouvement inverse de celui qu'ils ont fait au bas de l'escalier.

Quand tous trois sont arrivés en haut de l'escalier, ils s'arrêtent et déposent le brancard aux commandements habituels.

La même manœuvre se fait pour descendre l'escalier, mais en sens inverse.

CHAPITRE IX

Voitures d'ambulance. — Chargement et déchargement des blessés.

Dans l'armée on emploie deux espèces de voitures d'ambulance : la voiture à quatre roues et la voiture légère à deux roues.

1° VOITURE D'AMBULANCE A QUATRE ROUES, *dite* OMNIBUS.

La disposition intérieure de cette voiture permet de transporter des blessés assis sur des banquettes le long des parois latérales ou bien étendus sur des brancards suspendus. L'une et l'autre position peuvent être données dans une même voiture si toutefois le nombre des blessés couchés n'excède pas deux, c'est-à-dire la moitié de la voiture dans le sens longitudinal. Dans ce cas le chargement peut être de sept malades dont deux couchés et cinq assis. Le nombre des malades étendus ne peut dépasser quatre : deux sur le plan inférieur et deux sur le plan supérieur. Le nombre des malades ou blessés pouvant être transportés assis est de dix.

Sa description. — Sur le devant de la voiture se trouve le siège destiné au conducteur et au besoin à un aide ou à un infirmier. A l'arrière, la voiture s'ouvre en renversant le battant (B fig. 24); il y a un marchepied (M) à plusieurs marches qu'on abaisse ou qu'on relève à volonté.

La voiture est munie de tous côtés de rideaux en toile imperméable qui peuvent être déroulés et hermétiquement bouclés ou bien entr'ouverts. Les rideaux des parois latérales de l'omnibus se relèvent en rouleau et ceux du devant glissent sur des tringles.

Le haut de la voiture ou impériale possède une galerie en fer et reçoit les brancards ainsi que les armes, sacs et effets des blessés. Le chargement des bagages se fait au moyen d'une échelle ployante qui est placée et maintenue sous le marchepied par deux tenons en fer forgé et une courroie de fermeture.

Dans la voiture, de chaque côté à droite et à gauche, se trouvent deux banquettes (*b*) qu'on peut lever et abattre selon les besoins. Ces banquettes, fixées par deux verrous, se développent sur elles-mêmes par un simple mouvement de bascule et n'ont besoin d'aucune autre précaution pour être consolidées.

A l'avant et à l'arrière, il y a un montant en fer (*m*) qu'on peut abaisser et fixer au plancher de la voiture en abattant les ressorts des tenons d'arrêt dans les douilles fixées au plancher. Ces deux montants en fer portent chacun quatre crampons-supports (*c*) et quatre courroies ou boucles, deux en bas un peu au-dessus du plancher et deux plus haut.

Sur les côtés de la voiture, à droite et à gauche, il y a également quatre crampons-supports avec boucles, deux sur le plan supérieur (P S) et deux sur le plan inférieur (P I).

Sur le plancher sont disposés des rails sur lesquels peut rouler un petit chariot; sur ce chariot se placent les pieds de devant du brancard, et on le fait glisser jusqu'au fond de la voiture. Il est muni d'une chaînette qui permet de le ramener en arrière s'il est trop enfoncé dans la voiture.

La figure 24 représente la voiture d'ambulance à quatre roues vue par derrière.

INSTALLATION DES BLESSÉS DANS LA VOITURE A QUATRE ROUES.

1° Chargement des blessés. — a). *Chargement des blessés couchés sur des brancards.* — Pour procéder à l'installation des blessés couchés on prendra au préalable les dispositions suivantes :

Le conducteur placera sa voiture le plus avantageusement possible pour permettre le chargement par l'arrière. Après avoir calé les roues, il relèvera en rouleau les rideaux des parois latérales et fera glisser sur les tringles ceux du devant de la voiture. Ces rideaux, ainsi relevés et repliés, seront maintenus dans les courroies à boucles. Puis, seul ou aidé d'un infirmier, il abaissera les montants en fer de l'avant et de l'arrière et les fixera au plancher. Il s'assurera en outre que les crampons sont solides et bien assujettis. Les brancardiers prendront sur l'impériale et monteront les brancards qui leur sont nécessaires, et chaque équipe ira chercher un blessé.

Dès que le brancard chargé est apporté à l'arrière de la voiture, il s'agit de le hisser sur l'omnibus et de le suspendre solidement. Pour cela quatre hommes sont nécessaires. Dans le cas où les deux brancardiers ne trouveraient qu'un aide à la voiture, le conducteur devra leur prêter la main. Le brancardier n° 1 s'assure si le chariot roulant sur rails est bien placé et si la chaînette est libre ; puis, au commandement de « *levez* », aidé d'un infirmier ou du conducteur, il soulève l'avant du brancard et l'élève à la hauteur de la voiture de manière à placer les deux pieds de devant dans le chariot roulant, le malade ayant la tête en avant. En même temps le brancardier n° 2, aidé d'un infirmier ou d'un ambulancier, soulève à la même hauteur l'arrière du brancard. Les pieds du brancard étant engagés dans le chariot, les brancardiers n° 1 et n° 2, au commandement de « *poussez* », dirigent doucement le brancard jusqu'à l'extrémité du rail. A ce moment les deux aides se portent rapidement sur le siège de la voiture et saisissent chacun la hampe en face de laquelle ils se trouvent. Les brancardiers placés à l'arrière montent sur le marchepied et saisissent aussi chacun la poignée de la hampe en face de laquelle ils sont. Au commandement de « *enlevez* », donné par le brancardier n° 1, les quatre hommes soulèvent à la fois et doucement le brancard à la hauteur des crampons-supports du plan supérieur. Ils ont soin d'écarter avec la main restée libre les courroies et les crampons inférieurs qui gênent l'opération. Au commandement de « *placez* », les poignées des hampes sont mises dans les quatre crampons. Après s'être assuré que le brancard est solidement suspendu, le brancardier chef commande « *bouclez* ». A ce commandement, les quatre hommes laissent le brancard et l'assujettissent dans les supports en bouclant les courroies de fermeture.

L'opération terminée, et au commandement de « *rompez* », chacun retourne à son poste, c'est-à-dire les brancardiers sur le terrain du combat et les aides à l'arrière de la voiture.

La même manœuvre se répète pour le deuxième blessé qu'on place sur le plan inférieur et au-dessous du premier malade, Les mêmes commandements sont renouvelés et le brancard est suspendu aux crampons du plan inférieur.

Si la voiture ne doit transporter que des blessés couchés, on procédera pour le second côté comme pour le premier.

B). *Chargement des blessés assis.* — Les deux blessés couchés de la paroi latérale de droite ou de gauche étant placés, s'il n'y a plus à transporter que des malades pouvant faire le trajet assis, ou bien si on n'a affaire qu'à des blessés pouvant s'asseoir dans la voiture et n'ayant pas besoin de rester couchés, le conducteur ou l'infirmier abat la banquette du côté libre ou les banquettes s'il n'y a à placer que des blessés assis. Les blessés montent un à un, le plus malade le premier; on ne place le deuxième que lorsque le premier est convenablement assis. Chaque banquette peut recevoir cinq hommes : ce chiffre ne doit cependant être atteint que quand les blessés ne sont pas gravement touchés.

Dans le cas où la voiture n'aurait à transporter que des blessés assis, les deux montants en fer seront relevés au plafond et bouclés, et les deux banquettes seront abattues.

Le chargement de la deuxième banquette est identique à celui de la première.

Dispositions finales du chargement. — Le chargement étant complété de l'une ou de l'autre façon, le marche-pied sera relevé et l'arrière de la voiture fermé. Selon la température ou les prescriptions médicales les rideaux seront roulés ou déroulés.

Avant de se mettre en route on chargera sur l'impériale les effets et les armes de chaque blessé, en ayant soin de les placer immédiatement au-dessus et dans l'ordre d'installation des malades. Les brancards qui appartiennent à la voiture et ne sont pas employés séront également placés sur l'impériale et cordés ou attachés par les sangles à la galerie.

DÉCHARGEMENT DES BLESSÉS.

1° *Déchargement des blessés couchés sur des brancards.* — Pour procéder au déchargement des blessés couchés on prendra préalablement les mêmes dispositions que pour le chargement. Le conducteur placera sa voiture le plus avantageusement possible, calera les roues, et si les rideaux sont fermés, il les relèvera et les pliera comme il a été dit, puis se portera à l'arrière de la voiture et abaissera le marchepied.

Cette opération terminée, deux infirmiers vont se placer sur le siège de la voiture, tandis que les deux brancardiers se tiennent à l'arrière. Au commândement de « *débouclez* » donné par le brancardier n° 1, les quatre hommes [débouclent les] courroies de fermeture des crampons supportant le brancard du plan inférieur. A ce moment et après s'être assuré que le chariot roulant sur rails est bien placé et la chaînette libre, le brancardier n° 1 commande « *enlevez* ». A ce commandement le brancard du plan inférieur ou du bas est enlevé à la hauteur nécessaire pour dégager les hampes des crampons, puis posé doucement sur le fond de la voiture les deux pieds de derrière dans le chariot roulant. Au commandement de « *tirez* » les brancardiers 1 et 2 amènent le brancard hors de la voiture jusqu'à l'extrémité du rail. Pendant ce temps les deux infirmiers se portent rapidement à l'arrière et chacun saisit la poignée de la hampe en face de laquelle il se trouve. Au commandement de « *soulevez* » les quatre hommes enlèvent le brancard de la voiture. Puis le brancardier n° 1 commande « *attention, posez* », et alors le brancard est placé sans secousses sur ses pieds ; il est ensuite transporté à l'ambulance comme il a été indiqué à propos de la manœuvre du brancard.

2° *Déchargement des blessés assis.* — S'il n'y a plus dans la voiture que des blessés assis, un infirmier se place sur le marchepied pour les aider à descendre.

Les blessés descendent un à un, celui qui est assis à l'arrière de la voiture sort le premier; on ne déplace le deuxième que lorsque le premier a été remis entre les mains des infirmiers désignés pour le soutenir et le conduire à son lit.

Dispositions finales du déchargement des blessés. — Lorsque le déchargement a été opéré, l'impériale de la voiture doit être débarrassée des armes, sacs et effets des blessés; le conducteur et l'aide qui lui est adjoint veilleront à ce que les brancards affectés à la voiture y soient replacés afin de pouvoir de suite retourner sur le lieu du combat si l'ordre leur en était donné.

2° VOITURE LÉGÈRE D'AMBULANCE A DEUX ROUES.

Sa description. — L'aménagement de cette voiture permet de transporter seulement deux blessés couchés sur des brancards suspendus.

Sur le siège peuvent se placer deux hommes : le conducteur et un infirmier. La voiture s'ouvre par l'arrière en renversant le battant qui sert de marchepied, grâce à des marches rabattues habituellement. Sur les côtés et sur le devant sont des rideaux de toile qui peuvent être baissés ou relevés.

Le plancher est pourvu d'un chariot roulant sur rails et d'une chaînette pour le ramener en arrière. Il y a un montant en fer qu'on peut abaisser et fixer au plancher de la voiture en abattant le ressort du tenon d'arrêt dans une douille fixée au plancher.

Le plan inférieur est muni de crampons-supports : ceux de devant sont sous le siège, ceux de l'arrière sont à la partie inférieure du montant des supports en fer.

Le haut de la voiture disposé en impériale reçoit les brancards qui ne sont pas en service, ainsi que les sacs, les effets et les armes des blessés.

L'arrière de la voiture peut être soutenu par une chambrière relevée en temps ordinaire.

INSTALLATION DES BLESSÉS DANS LA VOITURE A DEUX ROUES.

1° *Chargement des blessés.* — Avant de procéder au chargement des blessés le conducteur place sa voiture de façon à permettre le chargement par l'arrière. Après avoir calé les roues et placé la chambrière, il abat le battant de fermeture de l'arrière, puis relève en rouleau les rideaux de toile qui ferment les parois latérales de la voiture et fait glisser sur leur tringle ceux du siège. Ces rideaux ainsi relevés et repliés sont maintenus dans des courroies à boucles. Il abaisse ensuite le montant en fer et le fixe au plancher. Enfin il place le chariot roulant sur les rails et s'assure que la chaînette est libre.

Le placement des deux blessés couchés dans la voiture à deux roues se fait exactement comme le chargement des blessés couchés dans la voiture d'ambulance à quatre roues. Au commandement donné par le brancardier n° 1 de « *enlevez* » les quatre hommes soulèvent à la fois et doucement le blessé à la hauteur des crampons-supports. Au commandement de « *placez* » les poignées des hampes sont mises dans les quatre crampons. Après s'être assuré que le brancard est solidement suspendu, le brancardier n° 1 commande « *bouclez* ». A ce commandement les quatre hommes assujettissent le brancard dans les crampons en bouclant les courroies de fermeture. L'opération terminée et au commandement de « *rompez* » les brancardiers retournent sur le terrain du combat et les aides à l'arrière de la voiture.

Les mêmes manœuvres et commandements sont r épétés pour le deuxième blessé qu'il faut placer de l'autre côté.

Le chargement étant ainsi complété, le battant de fermeture de l'arrière sera relevé et fixé par les boulons. Selon la température ou l'état des malades, les rideaux des parois supérieures de la voiture seront déroulés et bouclés ou bien entr'ouverts. Les armes, sacs et effets des blessés seront chargés sur l'impériale en observant l'ordre d'installation des malades dans la voiture, c'est-à-dire en les plaçant immédiatement au dessus de l'homme auquel ces armes et ces effets appartiennent. Les brancards affectés à la voiture seront également placés sur l'impériale, puis attachés par les sangles à la galerie. Le chargement des effets et des brancards se fait à l'aide d'une échelle placée dans le coffre qui se trouve à l'arrière de la voiture.

Déchargement des blessés. — Pour procéder au déchargement des blessés on prend les mêmes dispositions que celles qui viennent d'être indiquées pour le chargement.

Cela fait, deux infirmiers vont se placer sur le siège de la voiture, tandis que les deux brancardiers se tiennent à l'arrière. A partir de ce moment ces quatre hommes se conforment aux manœuvres et aux commmandements déjà indiqués pour le déchargemement des blessés du plan inférieur de la voiture d'ambulance à quatre roues.

Le déchargement terminé et l'impériale débarrassée des armes, sacs et effets des blessés, le conducteur veillera à ce que les brancards affectés à la voiture y soient replacés de manière à être prêts à retourner sur le lieu de l'action si l'ordre en était donné.

Remarque relative à la suspension du brancard. — Il peut arriver que, sous l'influence du poids du blessé et des cahotements de la voiture, le milieu des hampes du brancard se brise et que de graves complications se produisent ainsi dans l'état des blessés.

Un moyen bien simple de remédier à cela serait de placer un crampon-support médian, par conséquent trois crampons-supports de chaque côté au lieu de deux.

CHAPITRE X

Cacolets. — Litières. — Chargement et déchargement des litières.

1° CACOLETS.

Du cacolet. — Le cacolet (fig. 25) est une sorte de fauteuil destiné à être accroché au bât d'un mulet. Formé de montants de fer articulés à charnière, il peut à volonté se replier complètement et s'appliquer contre le bât ou bien se déployer quand on doit y installer un blessé.

Les cacolets sont toujours par paire, l'un à droite, l'autre à gauche : ils se font ainsi contre-poids ; s'il n'y a qu'un blessé le conducteur est obligé de monter sur le cacolet inoccupé.

Deux courroies partant du siège pendent verticalement et soutiennent une petite planchette horizontale (P) sur laquelle doivent reposer les pieds du blessé. Une ceinture de cuir fixée au dossier sert à maintenir le malade qui est assis le visage tourné vers la tête du mulet. Le cacolet est également muni de bras pour donner un supplément d'appui bien nécessaire.

Chargement des blessés. — Le soldat du train, tout en tenant son mulet, fixe le cacolet sur lequel doit être placé le blessé, soit en le soutenant directement, soit en faisant contre-poids sur le cacolet opposé. Deux infirmiers saisissent le blessé entre leurs bras et le déposent doucement sur le siège où ils le maintiennent assis avec la ceinture de cuir passée autour de son corps. Ils placent de même le second malade sur l'autre cacolet.

Si le blessé peut monter seul sur le cacolet, il se sert de la planchette suspendue aux courroies comme d'un marchepied et se hisse lentement sur le siège. Pour plus de prudence, un aide au moins doit le soutenir par derrière.

Déchargement des blessés. — Si le blessé a pu monter seul sur le cacolet, il suffit pour le faire descendre de le soutenir légèrement par le bras ou de l'engager à s'appuyer sur l'épaule d'un infirmier.

Si deux ambulanciers, en raison de la faiblesse du blessé et de la nature de sa blessure, ont été nécessaires pour l'installer sur le siège, on le fera descendre de la façon suivante : un aide recevra le blessé dans ses bras et le mettra ainsi à terre, tandis qu'un autre maintiendra immobile la planchette horizontale et l'empêchera de vaciller. Il va sans dire que le muletier soutiendra le cacolet du côté opposé s'il est chargé.

Le cacolet ne peut être employé que pour des blessés atteints d'une lésion qui leur permette la position assise.

2° LITIÈRES.

De la litière. — Les litières (fig. 26) sont des couchettes de fer que l'on suspend par paire au bât d'un mulet; on les distingue en litière de droite et en litière de gauche, suivant qu'elles doivent être placées aux flancs droit ou gauche de l'animal. Les blessés y sont couchés la tête dirigée en avant et le corps mis à l'abri des intempéries par un rideau placé sur un cerceau métallique mobile.

La litière peut se déployer par ses deux extrémités ou se replier sur le milieu ou châssis; des deux façons elle s'applique contre le bât du mulet et y est fixée au moyen de chaînes dans les crochets de charge.

Chargement des blessés. — Préalablement le muletier doit placer ses deux litières à terre de chaque côté du mulet. Il se borne ensuite à tenir l'animal pendant tout le temps du chargement.

La méthode pour placer le blessé sur la litière est la même que celle qui est employée pour l'installation sur le brancard.

Cette opération terminée, il s'agit de charger la litière sur le mulet. Pour cela quatre hommes sont nécessaires. Sur l'ordre « *en place* » donné par le brancardier n° 1, les quatre brancardiers se baissent et saisissent chacun un angle du châssis. Au commandement de « *levez* » tous se redressent simultanément et élèvent la litière sur les côtés du bât, puis au commandement de « *accrochez* » les deux brancardiers placés près du mulet accrochent les chaînes de la litière dans les crochets du bât.

Un brancardier ou le conducteur soutient cette première litière et les autres vont charger la litière du côté opposé.

Déchargement des blessés. — La même manœuvre se fait en sens inverse. Pendant que le conducteur tient son mulet immobile et soutient la litière qu'on ne doit décharger qu'en second lieu, seul ou aidé d'un infirmier, les brancardiers toujours au nombre de quatre se placent à chaque angle de la litière. Au commandement de « *en place* », ils saisissent chacun un coin du châssis; au commandement de « *levez* », ils soulèvent doucement la litière et au commandement de « *décrochez* », les deux hommes placés près du mulet décrochent les chaînes. Le brancardier n° 1 commande enfin « *bas* » et les quatre hommes déposent la litière par terre avec de grandes précautions.

Les litières sont destinées aux blessés atteints de fractures des membres inférieurs ou d'autres lésions graves. Elles ne doivent être employées que pour les cas d'extrême nécessité. D'un chargement pénible parce qu'elle nécessite un équilibre difficile à obtenir, impossible à supporter par des fracturés ou des malades graves qu'elle agite de ses balancements et de ses secousses, la litière ne peut guère servir que dans les pays de montagnes où les voitures d'ambulance ne peuvent aborder.

CHAPITRE XI

Brancards improvisés. — Installation des blessés sur ces brancards.

Il peut arriver que les brancards manquent ou ne soient pas en nombre suffisant; dans ce cas les brancardiers doivent suppléer par leur intelligence à la pénurie des moyens de transport et imaginer des appareils se rapprochant le plus possible du brancard ordinaire.

1° *Civière.* — Dans les fermes et dans les casernes de cavalerie on se sert pour transporter le fumier d'une sorte de brancard appelé civière.

La civière est composée de deux hampes et de barreaux au nombre de cinq ou six enfoncés dans ces hampes ou montants. Cet appareil est également employé dans les villes pour transporter des objets fragiles : des glaces, par exemple.

Sur les barreaux et parallèlement aux hampes on place des planches et par dessus de la paille, du foin, de l'herbe. Un sac est mis sous la tête du blessé et remplace la têtière du brancard ordinaire.

Si on n'a pas de civière on peut en faire une avec une échelle assez courte à laquelle on enlève à chaque extrémité un ou deux barreaux pour que les brancardiers puissent se placer entre les montants et les saisir.

Sur ces civières, échelles, etc., le blessé est couché.

2° *Appareil du Dr Hennequin.* — Dans d'autres appareils improvisés le blessé est assis; il a le dos appuyé contre la poitrine d'un des porteurs ou bien il se soutient sur leurs épaules.

Le brancard improvisé de M. le médecin-major Hennequin se compose de deux fusils formant les hampes et placés parallèlement l'un à l'autre, la gâchette et le portet en l'air (fig. 27). La toile est remplacée par les bretelles des fusils qui s'entrecroisent de manière à former une espèce de siège ou sellette.

Le brancardier de devant saisit le bout des canons et le brancardier de derrière empoigne les crosses des fusils.

Le blessé est assis comme sur un siège ordinaire. On place l'appareil près de lui : les deux brancardiers le lèvent d'après les règles indiquées et le déposent sur les bretelles entrelacées.

La manœuvre est du reste la même que pour le brancard régulier. Le brancardier n° 1 commande « *en place* » et saisit les crosses tandis que le n° 2 s'empare des canons de fusil. Au commandement de « *levez* » tous deux soulèvent le blessé qui, dans ce cas, s'appuie contre la poitrine du porteur de derrière ou brancardier n° 1. On commande ensuite « *marche* », et le blessé est enlevé de terre les jambes pendantes et le dos bien soutenu.

Pour remplacer les bretelles et soulager les brancardiers on peut nouer des cravates bout à bout et obtenir ainsi des bricoles qu'on fixe aux poignées du brancard improvisé.

CHAPITRE XII

Voitures de blessés improvisées. — Installation des brancards ou des blessés sur ces voitures.

Souvent à la suite des grandes batailles les voitures d'ambulance, les cacolets, les litières, les brancards sont en nombre insuffisant; il est donc nécessaire de suppléer à cette pénurie de transport par des voitures de réquisition.

Les voitures de réquisition sont de deux sortes :

1° Voitures de luxe;

2° Voitures ordinaires subdivisées elles-mêmes en voitures à voyageurs et voitures à charroi.

Sous le nom de voitures de luxe on comprend les voitures

bourgeoises à deux et à quatre roues, telles que calèches couvertes ou découvertes, coupés, etc.

Les voitures communes à voyageurs comprennent les cabriolets, les omnibus et les carrioles des paysans.

Par voitures ordinaires à charroi on entend les tapissières, les chartes, les charrettes, les chariots, les camions, etc.

AMÉNAGEMENT DE CES VOITURES.

1° *Voitures de luxe.* — A). *Calèches, équipages.* — Dans les voitures de luxe à quatre places et à deux banquettes on peut installer les blessés sérieux ou grands blessés sur des planches allant d'une banquette à l'autre. Il va sans dire qu'on amortit les secousses et les cahots avec des matelas, de la paille, etc. Il faut savoir installer le blessé sur ces couchettes improvisées : le meilleur moyen est de le placer sur un grand drap, sur une grande couverture ; quatre hommes saisissent chacun un angle du drap ou de la couverte et soulèvent le blessé. Alors deux autres aides montent sur la voiture et s'emparant chacun de deux angles de la couverture, installent le blessé sur les planches formant un brancard improvisé et solidement fixé sur les banquettes.

S'il n'y a que des petits blessés, on les fait asseoir simplement sur les banquettes.

B). *Coupés.* — Dans les coupés on ne peut guère placer que des hommes blessés légèrement, ils sont tous assis.

2° *Voitures ordinaires à voyageurs.* — A). *Cabriolets.* — Ils ne sont pas très commodes pour transporter des blessés couchés, on ne peut guère y placer que des blessés assis.

S'ils sont à quatre roues, on pourrait à la rigueur y mettre des blessés couchés sur des brancards reposant sur la banquette de devant et sur la banquette de derrière ou même sur la capote.

Si on n'a pas de brancards, on les remplace par des planches solidement fixées et rembourrées avec des matelas ou de la paille.

B). *Carrioles.* — Les carrioles des paysans se trouvent souvent sous la main et sont aisément réquisitionnées. Elles peuvent servir à des grands et à des petits blessés.

Si on peut faire asseoir tous les blessés, on les installe sur les banquettes. S'il n'y a qu'une banquette de devant, on place une partie des blessés sur des bottes de paille, sur des planches mises en travers, sur des chaises et des tabourets qu'on tâche de maintenir immobiles avec des cordes.

Si on a des blessés couchés, on enlève les banquettes et on peut mettre sur le plancher de la voiture dans le sens de la longueur deux brancards au plus dont une extrémité dépasse souvent le derrière de la voiture, mais sans inconvénients. Faute de brancards, on couche les blessés sur des matelas ou des tas de paille ou de foin, après les avoir hissés avec soin au moyen d'une couverture comme je l'ai dit plus haut.

Si les blessés sont installés sur des brancards, la manœuvre se fait régulièrement d'après les principes indiqués : les brancardiers tenant les hampes de devant mettent les pieds du brancard sur le plancher de la carriole, puis montent sur la voiture et reprenant les hampes portent avec le concours des deux autres brancardiers de derrière le brancard sur le devant de la carriole. Le brancardier n° 1 commande alors « *portez* » au lieu de « *poussez.* »

c). *Omnibus.* — Les omnibus en raison de leurs dimensions sont très commodes pour transporter des blessés.

Pour les grands blessés on met des planches d'une banquette à l'autre et on forme ainsi une espèce de parquet qu'on recouvre de corps moelleux et sur lequel on peut caser cinq ou six blessés couchés. Si les blessés reposent sur des brancards, on les met dans le sens de la largeur, quand l'omnibus est assez large, les hampes s'appuyant sur les banquettes. Si la voiture n'est pas assez large, ce qui est plus fréquent, on place les brancards dans le sens de la longueur sur les banquettes de droite et de gauche.

On garnira les places de devant de petits blessés.

3° *Voitures à charroi.* — A). *Voitures de commerçants dites* tapissières. — Les tapissières se rapprochent par leur forme des voitures d'ambulance; elles sont très utiles en raison de leur légèreté. Elles peuvent contenir des grands et des petits blessés.

On fera asseoir les petits blessés sur des banquettes; s'il n'y en a pas, on y suppléera avec des chaises, des fauteuils, des bottes de paille, des sacs.

Quant aux grands blessés, on les couchera le long de la tapissière sur des matelas vrais ou improvisés.

Si on dispose de brancards, il est bon de les suspendre au plafond de la tapissière au moyen de cordes solides et de poulies.

B). *Chartes.—Charrettes.* — Si les blessés peuvent s'asseoir, on les installe sur des chaises fixées par des cordes à la charrette, sur des planches placées transversalement à l'instar des banquettes, ou enfin sur des bottes de paille ou même des havresacs.

Quand la blessure est grave, le blessé doit être couché : dans ce cas il repose ou non sur un brancard.

S'il est couché sur un brancard, on peut simplement poser le brancard sur le plancher de la voiture ou bien le suspendre aux barreaux supérieurs ou montants de la charrette au moyen de liens solidement fixés à chaque extrémité. Il est évident que dans ce dernier cas on ne peut suspendre qu'un seul brancard.

Si le blessé n'est pas couché sur un brancard, on le place sur une couverture ou sur un drap : alors quatre hommes l'enlèvent jusqu'au niveau de la voiture en tenant chacun un des angles et deux aides montés sur la charrette saisissent les coins du drap ou de la couverte et déposent le blessé sur le plancher du véhicule qu'on a soin de garnir préalablement de matelas ou d'une bonne couche de paille ou de foin.

C). *Chariots. — Voitures à échelles.* — Dans tous les pays voisins de notre frontière nord-est les paysans se servent de voitures à échelles à quatre roues. Ces chariots peuvent parfaitement servir au transport de nombreux blessés. On fixe aux échelles au moyen de chaînes ou de cordes des perches qui vont d'une échelle à l'autre et sur ces perches on place le long des échelles et parallèlement à elles des planches qui servent de siège aux blessés assis. Pour les blessés couchés, on remplit aussi avec des planches garnies de paille ou de matelas l'intervalle entre les deux échelles. Cet intervalle peut encore être garni par une longue corde qui va d'une échelle à l'autre en formant entre elles une espèce de pont composé d'une série d'anses s'entre-croisant ensemble. Ce treillage est recouvert de paille ou de matelas.

On complique, mais en l'améliorant beaucoup, ce mode d'aménagement quand on réunit la hampe supérieure de l'une des échelles avec la hampe inférieure de l'autre au moyen d'un premier treillage de cordes, puis la hampe inférieure de la première échelle avec la hampe supérieure de la seconde au moyen d'un second treillage. De l'entre-croisement de ces deux treillages il résulte une dépression en forme de berceau.

Or, quand au moyen d'une longue corde on fixe tous les points d'entre-croisement, on peut placer sur la gouttière en question une planche longitudinale recouverte de paille et susceptible de recevoir un ou deux malades placés en long. Ces modes d'aménagement ont, grâce aux cordes et à une certaine élasticité des planches, une suspension relative.

D). *Caissons du train. — Voitures d'artillerie. — Prolonges, fourragères.* — Les caissons employés pour le matériel militaire peuvent aussi être mis en usage pour transporter des blessés; dans cette prévision ils ont été suspendus sur ressorts et quelques-uns disposés intérieurement de manière à former de longues banquettes situées le long des parois latérales de la voiture.

Le caisson peut contenir dix hommes assis dans l'intérieur et trois sur le siège. Bien qu'on y puisse placer dedans des blessés couchés, le caisson ne doit être employé que pour des petits blessés.

Ce que j'ai dit pour les voitures à échelles des pays de l'Est peut s'appliquer aussi aux voitures d'artillerie, aux prolonges, aux fourragères du train.

E). *Camions.* — Les camions, principalement employés par les compagnies de chemins de fer, sont utiles pour le transport des blessés en raison de leur peu de hauteur et de leur largeur assez considérable. On procède comme précédemment, seulement si les blessés sont sur des brancards, il faut les attacher solidement afin qu'ils n'éprouvent dans la route aucun déplacement.

Remarques générales sur le transport des blessés. — Pour le transport des blessés il faut toujours en principe préférer les *voitures suspendues.*

Les voitures devront toujours bien entendu *aller au pas*.

On les couvrira autant que possible avec *une bâche montée* sur des cerceaux pour mettre les malades à l'abri du soleil, de la poussière, du vent, de la pluie.

Toutes les fois que les circonstances s'y prêteront, il faudra préférer le transport *par bateaux* à tous les autres.

On ne mettra les blessés sur *un cheval* que dans les cas d'urgence absolue.

CHAPITRE XIII

Transport des blessés sans brancards ni voitures quelconques.

Il faut envisager deux points principaux.

1° Le transport des blessés avec certains appareils très simples.

2° Le transport des blessés sans aucun appareil.

1° *Transport des blessés avec des appareils très simples.*

A). *Sièges (chaises, fauteuils, tabourets).* — Il est certain qu'en plaçant le blessé sur un siège quelconque, deux brancardiers pourront le transporter à une assez grande distance. Dans ce cas, une fois le blessé assis sur un siège, les jambes pendantes, les ambulanciers se placent à ses côtés, prennent un barreau ou le dessous de la chaise d'une main et de l'autre soutiennent le dos du fauteuil ou de la chaise ou le dos du blessé si le siège dont on se sert n'a pas de dossier comme le tabouret.

B). *Sellette* (fig. 28). — La sellette est un petit appareil qu'il serait utile de mettre à la disposition des infirmiers ; il est peu volumineux quand il est plié. Il se compose d'une toile quelconque ou d'un morceau de cuir adapté solidement sur deux petits barreaux en bois. De chaque côté est ménagée une ouverture pour que le brancardier ou l'infirmier puisse passer la main et saisir le barreau. On fait asseoir le blessé et on lui recommande autant que possible de s'appuyer sur les épaules des porteurs.

C). *Coussin en paille.* — On peut se servir d'un coussin en paille tressée analogue comme forme au rond dont on garnit souvent les sièges de bureau. On installe dessus le blessé et les brancardiers tiennent d'une main le coussin et de l'autre soutiennent le dos du malade. Cet appareil n'est pas très commode à construire et le poids du blessé écrase les mains des porteurs.

D). *Havre-sac* (fig. 29). — Je propose de remplacer la sellette qu'il faut avoir toute préparée et le coussin en paille peu facile à faire convenablement tout simplement par le havre-sac garni de ses courroies.

Le sac est placé à plat et on fait asseoir dessus le blessé. Puis les deux ambulanciers soulèvent le sac au moyen des courroies de côté ou bretelles qui servent alors d'anses. La courroie du milieu ou grande courroie est débouclée et placée en travers sous le havre-sac, puis nouée aux bretelles. On augmente ainsi de beaucoup la solidité des anses ou bretelles.

Deux cas se présentent :

1er cas : le blessé se sert de ses bras et peut s'appuyer sur le cou des porteurs. Ceux-ci saisissent alors les anses avec les deux mains.

2e cas : le blessé ne peut se servir de ses bras. Les infirmiers saisissent les anses d'une main et de l'autre font un dossier au blessé.

2° *Transport des blessés sans aucun appareil.*

Quelquefois tous les moyens de transport manquent et l'on en est réduit à porter les blessés à bras ou à dos d'hommes.

Nous avons déjà vu la manière dont un seul brancardier peut porter un blessé sur son dos ou dans ses bras. Or, peu d'hommes sont assez robustes pour transporter seuls un blessé à quelque distance, à moins que celui-ci ne puisse encore s'aider de ses bras. Mais deux infirmiers d'une force ordinaire peuvent porter un malade à une assez grande distance en se reposant de temps en temps. Ils ont alors à leur disposition trois manières pour réunir et combiner leurs forces.

1re *méthode : Transport à deux mains.* — Les deux porteurs se placent debout à côté l'un de l'autre; chacun arc-boute sur l'épaule voisine de l'autre le bras le plus rapproché, il en résulte un entre-croisement des deux bras correspondants sur lesquels le cou et la tête du malade s'appuient solidement comme sur une espèce de dossier ; les deux autres bras réunis par l'entrelacement des mains forment un siège sur lequel le malade est assis. Les brancardiers se baissent, glissent les mains sous le siège du blessé, les entrelacent et le soulèvent au commandement de « *debout* ». Au commandement de « *marche* » les porteurs partent d'un pas régulier, modérément cadencé et prennent le soin de s'arrêter de temps en temps pour changer de côté ainsi que les fonctions du bras.

2e *méthode : Transport à quatre mains.* — Si le malade a assez de force pour s'aider de ses bras, les mains des porteurs peuvent former un siège plus solide et plus commode : chacun d'eux étreint son poignet gauche avec la main droite ; alors chaque main gauche libre embrasse réciproquement le poignet droit de l'autre infirmier ; il en résulte un siège carré sur lequel le blessé s'assied et de ses bras il entoure le cou des porteurs.

3e *méthode.* — Enfin nous avons vu que deux ambulanciers peuvent encore transporter un blessé de la manière suivante : l'un le prend en engageant les bras d'arrière en avant sous ses aisselles et en croisant les mains sur sa poitrine ; l'autre, placé entre les jambes du blessé et lui tournant le dos, enlace de chacun de ses bras chaque membre inférieur du malade : ce dernier se place donc entre les jambes du blessé comme entre les brancards d'une civière.

CHAPITRE XIV

Du wagon-hôpital.

Le transport des malades couchés dans les vagons fut créé par les Américains dans la guerre de sécession. Pendant la guerre de 1870 l'armée allemande possédait un système d'évacuation régulièrement organisé par le chemin de fer.

Le couchage des malades dans les wagons peut se faire simplement sur la paille étendue sur le plancher ; en ayant soin de garnir les parois d'une épaisseur suffisante, ce mode de transport est assez bon pour un grand nombre de blessures légères.

Les installations des trains d'ambulance doivent être réservées aux blessés graves. Les lits y sont constitués par des brancards ordinaires ou un matériel spécial aux wagons.

Afin de donner une idée de la transformation des wagons en voitures de blessés j'exposerai le système prussien et le système de M. le Dr Morache.

Wagon allemand. — On ne peut loger que douze malades. Ces malades sont couchés sur des brancards dont l'extrémité se relève en forme de coussin. La suspension a lieu au moyen d'anneaux en caoutchouc. La ventilation de ces wagons est assurée par la présence de ventilateurs percés dans la paroi du wagon sous forme de petites fenêtres ou disposés sur la toiture en forme de lanterne, enfin par les portes ouvertes aux deux extrémités des wagons.

Système de M. le médecin principal Morache. — D'après M. Morache on peut facilement transformer les wagons à marchandises français. Pour cela on perce le wagon d'une porte à chaque extrémité pour le relier aux wagons voisins, de façon à y loger d'un côté six lits en deux rangées, de l'autre quatre; l'espace resté libre de ce côté est rempli par un poêle, une table, des étagères et une petite armoire. Les cinq lits inférieurs reposent sur un cadre fixé à des ressorts à roulettes, les cinq lits supérieurs sont suspendus au moyen d'anneaux de gutta-percha fixés d'une part à un cadre métallique entourant le lit, de l'autre à une traverse.

Ces wagons-hôpitaux qui, d'après Legouëst, ont été jusqu'ici inférieurs aux autres moyens de transport, sont de la plus grande utilité, et les voitures de chemins de fer, fussent-elles toutes de première classe, ne suffiraient pas pour les remplacer.

Les chemins de fer, grâce à cette trépidation courte, mais rapide, sèche et continuelle, sont loin d'être pour les blessés un mode de locomotion favorable. Ils présentent l'avantage du nombre et de la rapidité; on a cherché à les rendre tout à fait convenables en les transformant et en imaginant des wagons-hôpitaux.

CHAPITRE XV

Fonctionnement du service de santé sur le champ de bataille.

Le fonctionnement du service de santé est fixé par un règlement de 1831 ainsi qu'il suit :

Chaque ambulance divisionnaire se subdivise en deux sections : *réserve d'ambulance et ambulance active.* La section active de l'ambulance se subdivise elle-même, au moment du combat, *en ambulance volante et dépôt d'ambulance.*

L'ambulance volante est placée à l'avant-garde avec deux médecins, un officier d'administration et deux infirmiers pour porter des secours partout où ils sont jugés nécessaires. Si la nature du terrain s'oppose à ce qu'on puisse l'aborder avec le caisson, on doit prendre quelques-uns des paniers qu'il contient et les charger sur les chevaux de l'attelage.

L'autre partie de la section active forme le dépôt d'ambulance sur lequel sont dirigés ou transportés les blessés pour y être pansés immédiatement. Ce dépôt doit être placé dans une grange ou maison isolée, ou dans un endroit abrité ayant autant que possible de l'eau dans son voisinage. Un drapeau rouge autrefois, actuellement un drapeau avec la croix de Genève, placé sur le point culminant du dépôt, sert à diriger ou les blessés ou ceux qui les transportent.

L'officier comptable d'une ambulance placée sur le terrain doit faire décharger ses caissons, en se bornant au strict nécessaire, afin de rendre le chargement plus facile et plus prompt en cas de mouvement. Il monte le service de la tisanerie et entretient une marmite de précaution. Pendant que l'on prend ces dispositions, une partie des officiers d'administration, infirmiers-majors et infirmiers, est détachée derrière la ligne avec des brancards, pour relever les blessés et les transporter au dépôt de l'ambulance.

Les jours de combat, les infirmiers sont divisés en deux portions : les uns restent à l'ambulance pour aider les médecins dans les soins variés que réclament les blessés amenés du champ de bataille ; les autres, quand les circonstances le permettent, viennent sur la ligne enlever les blessés pour les conduire à l'ambulance, autant que possible sur la désignation des officiers de santé, seuls capables de bien apprécier les blessés qui exigent de plus prompts secours.

Tout militaire blessé est reçu à l'ambulance, et, après avoir été pansé, il est dirigé sur son corps ou évacué sur l'hôpital le plus voisin, suivant la gravité de la blessure.

Les médecins des corps de troupe avec les brancardiers régimentaires et les porte-sac d'ambulance complètent en quelque sorte le service des ambulances volantes (Ch. Sarrazin). Ils établissent une petite ambulance ou *poste de secours* pour faire les premiers pansements avec facilité. Il leur est délivré pour toute la durée de la campagne des cantines dites cantines régimentaires au nombre de deux par bataillon, et contenant les appareils et les instruments nécessaires pour les pansements et les opérations qu'ils sont à même de pratiquer.

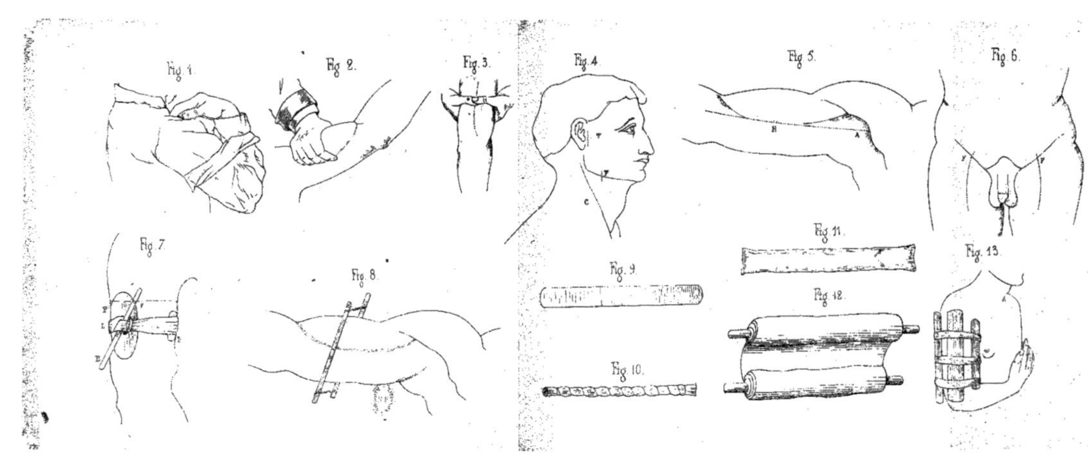
Fig. 1.
Fig. 2.
Fig. 3.
Fig. 4.
Fig. 5.
Fig. 6.
Fig. 7.
Fig. 8.
Fig. 9.
Fig. 10.
Fig. 11.
Fig. 12.
Fig. 13.

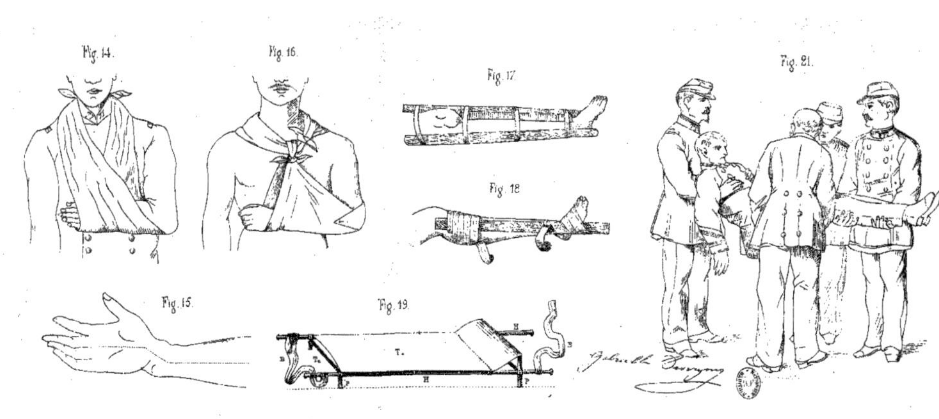
Fig. 14.
Fig. 16.
Fig. 17.
Fig. 18.
Fig. 21.
Fig. 15.
Fig. 19.
T.
H

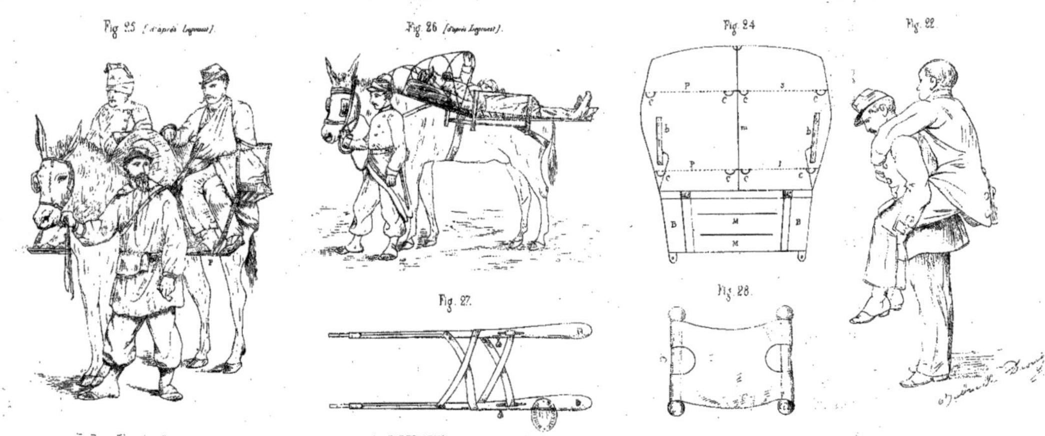
Fig. 25 (d'après Legouest).
Fig. 26 (d'après Legouest).
Fig. 24
Fig. 22.
Fig. 27.
Fig. 28.

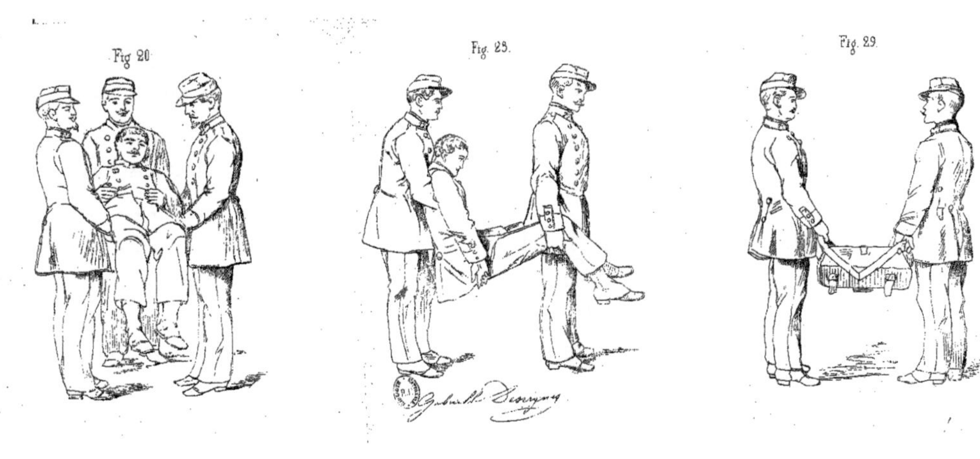
Fig 20
Fig. 28.
Fig. 29.

TABLE DES MATIÈRES

Paris. — Imprimerie BAUDOIN ET Ce, rue Christine, 2.

A la même librairie :

ARNOULD (Jules), docteur, médecin-major de 1re classe. — **Hygiène militaire.** Paris, 1872, broch. in-18. 60 c.

BAUM (Ch.), ingénieur des ponts et chaussées. — **Les trains sanitaires en Russie et en Autriche-Hongrie.** Paris, 1879, broch. in-8°. 60 c.

DELORME, médecin-major de 2e classe. — **Manuel technique du brancardier.** Paris, 1880. 1 vol. in-18 cartonné avec 45 fig. 1 fr. 50

Du service médical dans les corps de troupe, en temps de guerre ; par le docteur M***. Paris, 1872. Broch. in-8° 75 c.

MANUEL d'hygiène et de premiers secours à l'usage des sous-officiers et des soldats, trad. de l'allemand par le docteur Bürgkly. Paris, 1872. Broch. in-18. 60 c.

MARMONIER, médecin au 4e régiment du génie. — **Guide médical de l'officier détaché**, premiers secours à porter en l'absence du médecin aux soldats blessés. Paris, 1879. 1 vol in-18 cartonné avec figures. 1 fr. 25

MORACHE (G.), médecin-major de 1re classe, professeur à l'École d'application de médecine et de pharmacie militaires. — **Traité d'hygiène militaire.** 1 fort vol. in-8 avec 175 fig. intercalées dans le texte. 16 fr.

MORACHE, médecin-major de 1re classe, professeur. — **Les trains sanitaires.** — Etude sur l'emploi des chemins de fer pour l'évacuation des blessés et malades en arrière des armées. (Extrait du *Journal des sciences militaires*). Paris, 1872, in-8 avec planche. 1 fr. 50

MORACHE (G.), médecin-major de 1re classe, professeur. — **Études hygiéniques sur le vêtement et l'équipement du soldat.** (Extrait du *Journal des sciences militaires*). Paris, 1874, broch. in-8. 1 fr. 25

RÈGLEMENT sur le service de santé de l'armée. — Ire partie. — Hôpitaux à l'intérieur (31 août 1865). — IIe partie. — Hôpitaux en campagne (4 avril 1867). Paris, 1874, fort vol. in-8 avec modèles. 5 fr.

SILLEN (le docteur). — **Les trains sanitaires en Russie.** Paris, 1879. Broch. in-8°. 40 c.

TARNEAU (J.-L.), médecin-major de 1re classe. — **Leçons élémentaires d'hygiène militaire**, faites à MM. les sous-officiers et élèves-officiers de l'École de cavalerie de Saumur et rédigées d'après le programme adopté par le Ministre de la guerre, le 30 août 1873. Paris, 1874. Broch. in-8° 2 fr.

Paris. — Imprimerie L. Baudoin et Ce, rue Christine, 2.

www.ingramcontent.com/pod-product-compliance
Ingram Content Group UK Ltd.
Pitfield, Milton Keynes, MK11 3LW, UK
UKHW020411230726
13925UKWH00004B/1363